AF515366

임상경락학

임상경락학

한 울

책을 내면서…

인간이 경락 이론을 임상에 응용한 지 수천 년이 지났다. 처음에는 침법에 국한되었지만 지금은 뜸, 마사지, 추나, 물리치료(전기자극치료), 부황 등 다양하게 사용되고 있다.

책 이름을 임상경락학으로 한 이유도 경락이 침구학에 국한적으로 사용되는 것이 아니기 때문이다.

임상경락학은 이 지구상에 존재하는 의료기술 중 최고 오래된 것이 아닌지 모르겠다. 어떤 학문이든 시간이 지남에 따라 변하기 나름인데, 임상경락학은 수천 년 동안 큰 변화없이 원학문 그대로 존재한다. 이 학문은 50년 전만 해도 동양의 한갓 기술에 지나지 않았는데, 지금은 많은 국가에서 제도화(침법으로)되었고, 또한 의료분야에서 많이 시도되고 있다. 동양에서 서양으로 전파된 기술은 그리 많지 않은데, 임상경락학은 그 소수 중의 하나이고, 가면 갈수록 더 사랑받고 있고, 더 넓은 지역으로 전파되고 있다.

필자는 이 지구상에 존재하는 의료기술 중 시술의 난이도와 시술 비용을 비교해 보면 그 효능이 최고 양호한 기술은 임상경락학이라 생각한다. 이런 좋은 기술이 각 이권단체의 밥그릇 싸움으로 전문인을 양성 못한다는 것이 참으로 애석하게 생각된다.

어떤 학문이든 인간의 건강이나 생명과 연관되는 것이면 해부학, 생리학, 병리학, 진단학 등은 필수적으로 배워야 한다. 이런 기초적인 학문의 바탕없이 건강이나 질병을 논한다는 것은 무의미하고, 임상적으로 응용한다는 것은 위험할 수 있다.

임상경락학도 기술 자체만 보고 간단한 것으로 인식하지만 결코 그렇지 않음을 거듭 밝혀둔다. 제대로 효능을 내기 위해서는 상기의 몇 과목은 물론 한의학 기초, 진단까지 알아야 가능하다. 앞에서 언급한 과목을 숙지한 후 임상경락학을 응용한다면 간단한 방법으로 건강증진은 물론 질병치료까지 가능하리라 생각한다.

질병 치료 과정에서 최고 중요한 것은 진단이다. 올바른 진단을 위하여 기초과목(해부학, 생리학, 한의학 기초, 경락학 등)은 필수적으로 인지해야 하는 과목이다.

현재 한국에서 임상경락학을 이용하여 생업에 종사하는 사람은 많으나, 이런 이론을 체계적으로 배운 사람은 많지 않다. 한 가지의 지식으로 전체를 판단하지 않을까 하는 우려가 되기도 한다.

이 책에서 응용한 치료법은 중국의 체침법과 한국의 사암침법을 응용한 것이다. 모두 다 임상에서 검증된 것이기 때문에 바로 사용해도 무방할 것으로 생각한다.

지금 한국 의료계는 경계가 모호하여 돌팔이를 양성하는 형국이고, 그 피해는 고스란히 국민에게 돌아가고 있다. 국가는 더 이상 방치하지 말고 빨리 제도화하여 어지러운 형국을 바로 잡아야 할 것이다.

필자가 쓴 책중에 "(중의학박사가 쓴) 의사도 모르는 난치병 치료법(한올출판사)" 이라는 책이 있다. 이 책은 김석두옹이 42년간 경락을 응용하여 질병을 치료한 사례집인데, 임상경락학을 응용하여 건강증진이나 질병 치료를 할 사람들에게 많은 도움이 될 것으로 사료된다.

끝으로 추운 날씨에도 불구하고 혈자리 모델에 응해준 아들과 각종 치료법을 전수해준 김석두옹께 고맙게 생각한다.

저자: 김용현

차 례

제 1 장 경락학 개론

1 경 락

2 수혈(腧穴)과 응용

제 2 장 ••• 14경락과 수혈(腧穴)

1 12경맥

2 기경팔맥(奇經八脈)

3 경외기혈(經外奇穴)

제 3 장 ••• 각 증상별 응용법

부록 1 ••• 한의학 기초 이론

부록 2 ••• 기타 진단 응용

제 1 장

경락학개론

1 경 락

1. 경락의 기원

동양에서 고대로 질병 치료에 이용한 방법은 한약과 침구이다. 두 방법은 재료와 도구상의 차이일 뿐이지 이론적인 원류는 같은 것이다. 내과적인 질병에는 한약을 많이 사용하였고, 정형외과적인 질환에는 침구를 많이 사용하였다.

경락은 침구학 발전의 기초가 되는 학문이기 때문에 그 기원은 침구학에서 찾아야 한다.

경락 이론은 침구의 경험이 쌓인 후에 만들어졌을 것으로 추정한다. 침구학은 동양의 독특한 치료법으로 수천 년의 역사를 가지고 있다. 침구학은 외상 치료의 경험을 밑바탕으로 만들어진 것이다. 예를 들어 수렵이나 전쟁중 외상으로 인한 부종, 통증 등에 침을 이용하여 외과적인 시술을 해보니 증상완화의 효능이 있음을 발견하였고, 그 경험을 점진적으로 발전시킨 것이 기원이라 생각한다. 2500년 전에 만들진 것으로 추정하는 〈靈樞·脈經〉에 "經脈十二者, 伏行分肉之間, 深而不見....諸脈之浮而常見者, 皆絡脈也" 이라는 말과 "內屬於臟腑, 外絡於肢節" 이라는 말이 있다. 이것은 보면 이미 수천 년 전에 경락의 순환, 장기와의 관계 등을 인식하였다. 또한 〈靈樞·衛氣篇〉에서 "能別陰陽十二經者, 知病之所生"이라 하였고, 〈素問·臟氣法時論〉에서는 "肝病者, 兩脇下痛, 引少腹,....肺病者, 喘咳逆氣肩背痛" 라고 하였다. 이것은 보면 경락과 질병과의 관계를 알고 있었다.

2500년전에 이런 이론을 썼다면 그 이전에 이미 수많은 경험을 했을 것이고, 그 경험을 이때에 정립 했을 것으로 생각한다. 한의학의 중추라고 할수 있는 〈황제내경〉이 쓰여진 이래 수많은 발전을 거듭하였지만, 그 근간은 아직도 바뀌지 않고 있다. 〈황제내경〉이래 수천년이 지난 지금도 이 이론을 근거하여 질병을 치료하고 있다. 〈황제내경〉은 〈素問〉과 〈靈樞〉로 구분하는데, 〈素問〉은 의학의 이론적인 내용이 많고, 〈靈樞〉는 침구적인 내용이 많다.

고대 문헌을 보면 침의 기원인 폄석(砭石)이라는 단어가 언급되어 있다. 이 폄석은 구석기시대부터 유래되었다고 추정한다. 〈素問·異法方宜論〉편에 보면 중국의 동해안 일대에서 이 폄석을 이용하여 치료했다고 적혀 있다. 그후 청동기와 철기시대에 접어들면서 폄석이 철기 침으로 전환하게 되고, 그때 갑골문에 침구에 대한 상형문자가 나타난다. 금속의료기구가 발전함에 따라 의학기술도 획기적이게 발전하게 되었고, 각종 치료법이 많이 생기기 시작하였고, 또한 걸출한 의사들도 많이 배출하였다.

편작은 폄침(砭針), 화구(火灸), 열위(熱熨), 탕약을 이용하여 질병을 치료하였는데, 자법(刺法)으로 태자를 치료한 기록이 남아 있다. 화타는 외과적인 수술에 능하여 관우의 팔을 수술하였고, 조조의 뇌암을 수술하려다 모함으로 사형을 당했다. 화타는 침감을 중요하게 인식하였다. 그후 장중경은 상한잡병론(傷寒雜病論)에서 자구(刺灸), 소침(燒針), 온침(溫針) 등을 사용하는 방법이 수록되어 있다.

그러나 이 시대에 발간된 책들을 보면 경락에 대한 명칭과 위치가 통일되지 않았다. 서기 260년대 들어 황보밀(黃甫謐)이 침구학을 집대성하여 〈鍼灸甲乙經〉이라는 책을 썼다. 이 책은 경락, 경혈의 위치와 용어를 통일시켰고, 후세의 침구학 발전에 지대한 영향을 끼쳤다.

지금 현재까지 사용하고 있는 경락, 경혈의 기원은 〈鍼灸甲乙經〉이고, 이책을 표준으로 삼고 있다.

2. 경락의 개념

'경(經)'은 종사(縱絲)의 뜻이면서 길이라는 뜻으로, 인체의 좌우, 상하를 연결하는 길을 의미한다. '락'은 망(罔: net)이라는 뜻으로 주요한 도로의 보조 길이라는 의미이다. 고대에는 경락은 전신을 연결하는 통로로 인식하였다. 전신의 조직은 경락을 통하여 서로 연결하고, 각종 정보와 물질을 주고 받는 것으로 알았다.

〈靈樞 · 經別篇〉에서는 "經脈者, 人之所以生, 病之所以成, 人之所以治, 病之所以起" 라고 하였고, 또한 "决生死, 處百病, 調虛實, 不可不通" 이라고 하였다. 즉 인간은 경락이 있어야 출생할 수 있고, 경락으로 인해 병이 되고, 또한 경락으로 병을 고친다고 하였다. 그리고 경락은 인간의 생사를 다스리고, 모든 병의 근원이 된다고 하였다.

〈황제내경〉이후 중국은 물론 한국, 일본, 베트남 등의 수많은 의학자들이 이 이론을 이용하여 질병을 치료하였고, 또한 연구 하였다. 이 이론은 동양의 역사와 같이 해 왔다. 최근에는 바다 건너 서양까지 전파되어 인간의 질병은 물론 동물의 질병까지 치료하고 있는 실정이지만 경락의 실체에 대해서는 현대 과학적으로 혹은 의학적으로 정확하게 밝혀진 것이 없다.

3. 경락의 구성

경락은 경맥(經脈)과 낙맥(絡脈)을 말한다. 경맥은 12경락과 기경팔맥(奇經八脈)을 합친 것을 말한다. 12경락은 장기의 기가 순행하는 길을 말하고, 기경팔맥(奇經八脈)은 소속된 장기가 없고, 또한 표리(表裏) 관계인 장기도 없는 독단적인 경락이다. 낙맥은 15락, 손락(孫絡), 부락(浮絡)이 있다. 15낙맥은 12경맥에 임맥,

독맥, 비장의 대락(大絡)을 합한 것이고, 손락은 낙맥에서 빠져나온 작은 분지로 기혈을 운행시키는 효능이 있다. 부락은 피부 표면에 있어 마치 떠 있는 것 같아 부맥이라 한다. 경락의 구성을 보면 아래와 같다.

(1) 경맥

1) 십이경맥(十二經脈)

① 수삼음경(手三陰經)

ㄱ. 수태음 폐경(手太陰 肺經)
ㄴ. 수궐음 심포경(手厥陰 心包經)
ㄷ. 수소음 심경(手少陰 心經)

② 수삼양경(手三陽經)

ㄱ. 수양명 대장경(手陽明 大腸經)
ㄴ. 수소양 삼초경(手少陽 三焦經)
ㄷ. 수태양 소장경(手太陽 小腸經)

③ 족삼양경(足三陽經)

ㄱ. 족양명 위경(足陽明 胃經)
ㄴ. 족소양 담경(足少陽 膽經)
ㄷ. 족태양 방광경(足太陽 膀胱經)

④ 족삼음경(足三陰經)

ㄱ. 족태음 비경(足太陰 脾經)
ㄴ. 족궐음 간경(足厥陰 肝經)
ㄷ. 족소음 신경(足少陰 腎經)

2) 기경팔맥(奇經八脈)

ㄱ. 임맥(任脈)
ㄴ. 독맥(督脈)

ㄷ. 충맥(衝脈) ㄹ. 대맥(帶脈)

ㅁ. 음유맥(陰維脈) ㅂ. 양유맥(陽維脈)

ㅅ. 음교맥(陰蹺脈) ㅇ. 양교맥(陽蹺脈)

(2) 낙맥(絡脈)

① 십오락(十五絡)
② 손락(孫絡)
③ 부락(浮絡)

4. 경락의 순행

폐경 ⇨ 대장경 ⇨ 위장경 ⇨ 비장경 ⇨ 심장경 ⇨ 소장경 ⇨ 방광경 ⇨ 신경 ⇨ 심포경 ⇨ 삼초경 ⇨담경 ⇨ 간경의 순서로 순행한다. 수삼음경(手三陰經)은 가슴에서 손으로 가고, 수삼양경(手三陽經)은 손에서 머리방향으로 흐르고, 족삼양경(足三陽經)은 머리에서 발로 내려가고, 족삼음경(足三陰經)은 발에서 가슴으로 올라온다. 상호 연결되는 장소는 아래와 같다.

① 음경(陰經)과 양경(陽經)은 사지에서 연결되고, ② 양경과 양경은 머리에서 연결되고, ③ 음경과 음경은 가슴에서 연결된다.

5. 경락과 수혈의 명명(命名)

(1) 경락의 명명

경락은 대부분이 음양(陰陽)에서 이름을 따왔다. 모든 사물은 음양으로 나눌 수 있고, 또한 양자간에는 상호 상관성이 있다. 음양의 양(量)에 따라 3단계로 나누어 삼음삼양(三陰三陽)으로 하였다. 〈素问·至真要大论〉에서 "愿闻阴阳之三也, 何谓?", "气有多少异用也", "阳明何谓也?", "两阳合明也","厥阴何也?", "两阴交尽也"

라고 하였다. 음기(陰氣)가 아주 많은 것은 태음(太陰)이라 하고, 그 다음은 소음(少陰)이라 하고, 음기가 거의 없는 것을 궐음(厥陰)이라 한다. 양기(陽氣)가 아주 많은 것은 양명(陽明)이라 하고, 그 다음은 태양(太陽)이고, 양기가 아주 적은 것은 소양(少陽)이라 한다. 여기서 음경에 대해서는 모두 동일한 견해를 가지고 있는데, 양경에 대해서는 학자마다 견해가 다르고, 또한 이 이론과 경락의 순환은 약간 모순적이기도 하다. 경락의 표리관계에서는 서로 짝을 맺어 두었는데 그 규칙은 '太阴 – 阳明', '少阴 – 太阳', '厥阴–少阳' 이다. 경락이 흐르는 위치도 바로 태양이 들어오는 양(量)에 따라 구분하였다. 태양이 많이 들어오는 바깥쪽과 등쪽은 양(陽)으로 하고, 내부와 복부쪽은 음(陰)으로 하였다. 이름과 위치를 알아 보면 아래와 같다.

수족의 양경(陽經)은 앞쪽이 양명, 중간은 소양, 최고 뒷쪽은 태양경이 흐르고, 팔의 음경(陰經)은 앞쪽에 태음, 중간이 궐음, 뒷쪽이 소음경이 순환하고, 다리의 종아리와 발등의 순환순서는 앞쪽은 궐음, 중간이 태음, 뒷쪽이 소음경이 순환한다. 발목 복숭아뼈의 8촌 상부에서는 궐음과 태음경이 교차하여 앞쪽에 태음, 중간이 궐음, 뒷쪽이 소음경이 순환한다.

(2) 수혈의 명명

수혈의 이름은 많은 의미를 내포하고 있다. 그 의미를 이해한다면 치료상에서나 학문적으로 연구하는데 많은 도움이 될 것이다. 각 수혈을 명명한 근거를 유추해 보면 대략 아래와 같다.

① **위치에 따른 명명:** 수혈이 소재하는 부위의 해부학적인 이름을 붙여서 만들었다.

② **치료작용에 의한 명명:** 그 수혈이 특수한 증상에 특효적인 효능이 있어 붙여진 것이다. 예를 들면 정명(睛明), 수분(水分), 수도(水道), 간수(肝俞) 등이다.

③ **한의학적인 이론에 의한 명명:** 음양, 장부, 경락 등 한의학적인 이론을 근거하여 만들어 진 것이다. 예를 들면 양계(陽溪), 양곡(陽谷), 폐수(肺俞), 심수(心俞) 등이 여기에 해당된다.

④ **자연형상:** 자연의 형상을 본 따서 만든 이름들이다. 예를 들면 산(山), 능(陵), 구(丘), 곡(谷), 계(溪), 독(瀆), 해(海) 등이다.

⑤ **동·식물의 형상:** 동물의 국소부위와 형태가 유사하여 만든 것이다. 예를 들면 독비(犢鼻), 구미(鳩尾), 찬죽(攢竹) 등이 여기에 해당된다.

⑥ **건축물의 형상:** 건축물의 형상을 본 따서 명명한 것으로 문(門), 호(戶), 추(樞), 당(堂), 실(室) 등 여러 가지가 있다.

6. 경락의 작용

(1) 생리적인 측면

① **장부와 사지간의 교통(交通):** 경락을 통하여 생명유지에 필요한 각종 영양물질이나 기혈을 각 장부에, 혹은 사지에 운송해준다.

② **신체방어 작용:** 첫째는 신체를 건강하게 해서 질병을 예방하고, 둘째는 방어물질을 체표에 보내서 직접적으로 병사(病邪)를 막아주는 역할을 한다.

(2) 병리적인 측면

병리적인 측면은 두 가지로 해석할 수 있다. 첫째는 외사(外邪)가 침입했을 때 체표에서 방어하지 못하면 경락을 타고 내부로 들어가게 되는데, 이때 경락은 방어와 통로가 되는 것이다. 둘째는 상관되는 경락부위의 병변이다. 만약 예를 들면 심장에 병변이 있을시 심경이 지나가는 부위의 통증이 출현한다. 국소적으로는 경락부위에 통증이나 병변이지만 넓게는 전신의 증상이 출현하기도 한다.

(3) 진단적인 측면

이 이론에 대해서는 많은 논란이 있다. 예를 들어 폐렴에 걸렸으면 폐의 경락이 지나가는 장소에 어떤 병리적인 증상이 나타나야 하는데 나타나지 않는 경우가 많기 때문에 허구로 인식하는 경우가 많다. 그러나 꼭 그런 것은 아니다. 첫째는 폐가 특별히 심하게 나빠지지 않았을 때는 나타나지 않을 가능성이 많고, 두 번째 폐의 경락이 아닌 곳에 출현할 가능성이 많다. 왜냐하면 한의학에서는 장기의 성쇠(盛衰)가 오행에 의해 조절된다고 본다. 설령 폐에 질병이 있다하더라도 그 원인이 심장이 강해서 생겼을 수도 있고, 간이 강해서 생겼을 수도 있다. 혹은 비장이나 허약하거나 신장이 강해도 생길 수 있다. 이런 경우에는 폐의 경락에 병변이 나타나지 않고, 도리어 폐를 약하게 한 장기의 경락에 증상이 출현할 수도 있다.

(4) 치료적인 측면

경락과 경혈은 장기와 연결되어 있기 때문에 자극을 통하여 장기의 기를 조절하여 질병을 치료한다. 치료하는 방법은 단순히 통증부위를 자극하는 방법도 있고, 오행의 상생, 상극의 이론에 입각하여 각 장기의 기를 조절하는 방법도 있다. 고대로 자극하는 방법으로는 침, 구, 지압, 마사지, 기공을 많이 이용해왔다. 최근에는 각종 기계를 이용하여 경락과 경혈을 자극하는 방법도 있다.

7. 치료에 응용법

① **근치법(近治法)**: 병변이나 통증이 있는 부위에 시술하는 방법을 말한다. 국소의 수혈이나 통증이 있는 부위의 아시혈을 사용한다.

② **원치법(遠治法)**: 병변부위에서 멀리 떨어져 있는 수혈을 자극하여 치료하는 방법이다. 예를 들어 머리가 아플 때 족부의 담경을 자극하거나, 안구충혈이나 시력감퇴에는 족부에 있는 간경을 시술하는 방법을 말한다.

③ **경외기혈(經外奇穴)**: 어떤 증상에 특효가 있는 혈자리를 말한다. 천식에는 정천혈(定喘穴), 여성생식기 질병에는 자궁혈, 소화불량에는 비근혈(痞根穴), 허리 아픈 데에는 요통혈 등을 말한다. 이 혈자리들은 오랜 경험에서 얻어진 것으로 탁월한 효능이 있다.

④ **오행응용**: 이 방법은 오행의 상생, 상극의 원리를 이용한 것이다. 모든 질병의 병리적인 기전은 상생, 상극을 벗어날 수 없다. 예를 위장이 아프면 위장을 극(剋)하는 간의 기를 삭감해주고, 위장이 극하는 방광의 기를 약

하게 해준다. 그리고 위장의 어머니격인 소장의 기를 북돋아준다. 임상에서도 각종 질병을 치료할 시 이 오행의 상생, 상극의 이론을 많이 이용하고 있고, 특히 오수혈은 이 이론을 바탕으로 하여 만든 침법으로 내과적인 질병은 물론 정형외과, 부인과 등의 질환에도 상당한 효능이 있다.

8. 배혈(配穴) 방법

① **전후 배혈법:** 이 방법은 흉복부의 질병에 많이 사용한다. 먼저 통증이 최고 심한 부위를 찾은 후 앞·뒤의 혈자리를 동시에 시술하는 방법이다. 만약 위장의 중완부위에 통증이 있으면 환자를 측와위로 눕힌 후 중완을 시술하고 다시 등쪽에 동일한 위치에 시술한다.

② **상하 배혈법:** 배꼽을 기준으로 하여 상·하체로 구분한다.〈靈樞·終始〉에서 "病在上者, 下取之, 病在下者, 高取之, 病在頭者, 取之足, 病在腰者, 取之膕"라고 하였다. 병변이 상부에 있으면 하부의 혈을 취하고, 병이 하부에 있으면 상부의 혈을 취한다는 뜻이다. 예를 들어 위장병이 있을 시 상부에는 내관혈을 취하고, 하부는 족삼리혈을 배합하여 취한다.

③ **좌우 배혈법:** 〈黃帝內經·繆刺篇〉에 보면 "以左取右, 以右取左"라는 말이 있다. 즉 좌측에 병변이 있으면 우측혈을 취하고, 우측에 병변이 있으면 좌측혈을 취한다는 뜻이다. 또한 "左盛則右病, 右盛則左病"이라 했다. 좌측이 성하면 우측에 병이 있는 것이고, 좌측이 성하면 우측에 병이 있다는 말이다. 중풍을 보면 좌측뇌에 병변이 있으면 사지에서는 우측에 증상이 나타난다. 그래서 임상에서 각종 질병 치료시 이 방법을 취하면 국소의 병변 부위 시술보다 더 효능이 있는 경우가 많다.

④ **표리 배혈법:** 모든 장기는 표리(表裏) 관계에 있다. 이 표리관계는 생리적으로, 병리적으로 상호 영향을 미친다. 질병 치료시에도 영향을 미치기 전에 보(補)한다면 질병의 발전을 막아줄 수 있고, 또한 기능을 증강시켜 빨리 완치시킬 수 있다.

⑤ **원근 배혈법:** 이 방법은 상기 5번의 내용과 동일하다.

⑥ **오행배혈법:** 7번의 오행응용 참조

2 수혈(腧穴)과 응용

1. 수혈의 개념

인체 장기의 기가 통하는 혹은 모이는 체표의 부위를 말한다. '수(腧)'는 운송한다는 '수(輸)'의 뜻이고, '혈(穴)'은 공간을 의미한다. 또한 수혈은 각종 질병을 치료하는 부위이기도 하지만 병증이 출현하기도 하는 부위이다. 경락이 흐르는 통로에 수혈이 있다.

2. 수혈의 종류

① **14경맥:** 12경맥에 임맥, 독맥을 합친 것이다. 이외에 다른 경맥에서는 단독적인 경혈을 가지고 있지 않기 때문에 실제로 사용하는 경혈은 14경락의 수혈뿐이다.

② **기혈(奇穴):** 이것을 '경외기혈(經外奇穴: 경락외의 단독적인 경혈)' 이라고도 하는데 임맥과 독맥을 제외한 6개는 경락만 있을 뿐 단독적인 수혈은 없는 셈이다.

③ **아시혈(阿是穴):** 특별히 정해진 것이 아니고 병변시 최고 아픈 부위를 아시혈이라 하고 시술시 그 부위를 치료한다.

3. 특정혈(特定穴)의 정의와 종류

특수한 치료효능이 있는 경혈을 말한다. 각 특정혈에 대해서 개략으로 알아보면 아래와 같다.

(1) 오수혈(五輸穴)

이 침법을 오행침법, 오륜혈, 혹은 한국에서는 사암침법이라고도 한다. 고대의 한 의학자가 경락 순행을 자연계의 물 흐르는 것으로 비유하였다. 12경맥에서 주관절, 슬관절 이하에 존재하는 혈을 정(井), 형(滎), 수(水), 경(經), 합(合)으로 분류하였다. 경락의 기가 솟아나는 곳을 '정'이라 하였고, 방금 솟은 물이 부드럽게 흐르는 것을 '형'으로 형상하였고, 얕은 물에서 깊은 물로 들어가는 형상을 '수' 라고 하였다. 강에서 물 흐르는 것과 같은 것을 '경' 이라 표현하였고, 기가 왕성하여 장기에 들어가는 것을 '합'이라 하였다. 이 침법은 상생, 상극의 이론을 이용하여 임상에 접목한 치료법이다.

경혈과 치료에 배합하는 혈자리를 보면 아래의 표와 같다.

❖ 음경오수혈표(陰經五輸穴表)

五輸 / 陰經	井(木)	滎(火)	輸(土)	經(金)	合(水)
폐경	소상(少商)	어제(魚際)	태연(太淵)	경거(經渠)	척택(尺澤)
심포경	중충(中衝)	노궁(勞宮)	대능(大陵)	간사(間使)	곡택(曲澤)
심경	소충(少衝)	소부(少府)	신문(神門)	령도(靈道)	소해(少海)
비경	은백(隱白)	대도(大都)	태백(太白)	상구(商丘)	음능천(陰陵泉)
간경	대돈(大敦)	행간(行間)	태충(太衝)	중봉(中封)	곡천(曲泉)
신경	용천(涌泉)	연곡(然谷)	태계(太溪)	복류(復溜)	음곡(陰谷)

❖ 양경오수혈표(陽經五輸穴表)

五輸 / 陽經	井(金)	滎(水)	輸(木)	經(火)	合(土)
대장경	상양(商陽)	이간(二間)	삼간(三間)	양계(陽溪)	곡지(曲池)
삼초경	관충(關衝)	액문(液門)	중저(中渚)	지구(支溝)	천정(天井)
소장경	소택(少澤)	전곡(前谷)	후계(後溪)	양곡(陽谷)	소해(小海)
위경	여태(厲兌)	내정(內庭)	함곡(陷谷)	해계(解溪)	족삼리(足三里)
담경	족규음(足竅陰)	협계(俠溪)	족임읍(足臨泣)	양포(陽輔)	양능천(陽陵泉)
방광경	지음(至陰)	족통곡(足通谷)	속골(束骨)	곤륜(昆崙)	위중(委中)

❖ 음경(陰經) 혈자리 배합표

	보혈(補穴)		사혈(瀉穴)	
폐허증(肺虛證)	태백(太白)	태연(太淵)	소부(少府)	어제(魚際)
폐실증(肺實證)	소부(少府)	어제(魚際)	음곡(陰谷)	척택(尺澤)
비허증(脾虛證)	소부(少府)	대도(大都)	대돈(大敦)	은백(隱白)
비실증(脾實證)	대돈(大敦)	은백(隱白)	경거(經渠)	상구(商丘)
심허증(心虛證)	대돈(大敦)	소충(少衝)	음곡(陰谷)	소해(少海)
심실증(心實證)	음곡(陰谷)	소해(少海)	태백(太白)	신문(神門)
신허증(腎虛證)	경거(經渠)	복류(復溜)	태백(太白)	태계(太谿)
신실증(腎實證)	태백(太白)	태계(太谿)	대돈(大敦)	용천(涌泉)
간허증(肝虛證)	음곡(陰谷)	곡천(曲泉)	경거(經渠)	중봉(中封)
간실증(肝實證)	경거(經渠)	중봉(中封)	소부(少府)	행간(行間)
심포허증(心包虛證)	대돈(大敦)	중충(中衝)	음곡(陰谷)	곡택(曲澤)
심포실증(心包實證)	음곡(陰谷)	곡택(曲澤)	태백(太白)	대능(大陵)

❖ 양경(陽經) 혈자리 배합표

	보혈(補穴)		사혈(瀉穴)	
대장허증(大腸虛證)	족삼리(足三里)	곡지(曲池)	양계(陽溪)	양곡(陽谷)
대장실증(大腸實證)	양계(陽溪)	양곡(陽谷)	통곡(通谷)	이간(二間)
위허증(胃虛證)	양곡(陽谷)	해계(解谿)	족임읍(足臨泣)	함곡(陷谷)
위실증(胃實證)	족임읍(足臨泣)	함곡(陷谷)	상양(商陽)	여태(厲兌)
소장허증(小腸虛證)	족임읍(足臨泣)	후계(後谿)	통곡(通谷)	전곡(前谷)
소장허증(小腸實證)	통곡(通谷)	전곡(前谷)	족삼리(足三里)	소해(小海)
방광허증(膀胱虛證)	상양(商陽)	지음(至陰)	족삼리(足三里)	위중(委中)
방광실증(膀胱實證)	족삼리(足三里)	위중(委中)	족임읍(足臨泣)	속골(束骨)
담허증(膽虛證)	족통곡(足通谷)	협계(俠谿)	상양(商陽)	족규음(足竅陰)
담실증(膽實證)	상양(商陽)	족규음(足竅陰)	양곡(陽谷)	양포(陽輔)
삼초허증(三焦虛證)	족임읍(足臨泣)	중저(中渚)	족통곡(足通谷)	액문(液門)
삼초실증(三焦實證)	족통곡(足通谷)	액문(液門)	족삼리(足三里)	천정(天井)

(2) 원혈(原穴), 낙혈(絡穴)

원혈은 장기의 원기가 통과하거나 머무는 부위라고 한다. 12경락은 사지에 각 한 곳에 원혈이 있다. 낙맥은 연결한다는 뜻으로 각 경맥은 1개의 낙혈을 가지고 있고, 표리를 연결하는 작용을 하고 있다.

이외에 수혈(兪穴), 모혈(募혈), 팔회혈(八會穴), 극혈(郄穴), 하합혈(下合穴), 팔맥교회혈(八脈交會穴)이 있는데 임상에서는 그리 사용되지 않아 생략한다.

4. 경혈 위치 측정법

수혈을 질병치료나 건강증진에 이용하려면 정확한 위치에 시술하는 것이 아주 중요하다. 사람마다 키가 다르기 때문에 각 뼈의 길이가 다르다. 그러므로 동일한 길이로 적용한다면 위치가 달라지는 것은 당연하다. 그래서 고대에는 동일하게 적용하기 위해서 몇가지 방법을 고안하였고, 지금까지 사용하고 있다. 최근에는 아래의 두 측정법에 대해서 의견이 분분하고, 심지어 폐기해야 한다는 의견까지 나오고 있다. 그러나 아직도 이를 대체할수 있는 정밀한 측정법이 없어 임상에서는 이 방법을 적용하고 있다.

(1) 골도분촌정위법(骨度分寸定位法)

〈靈樞·骨度〉에서 인체 골격의 길이를 측정한 내용이 있다. 인체는 키와 체중 등에 따라 길이가 다르지만 그 사람의 키와 체중을 기준으로 한 것이다. 시술시에는 반드시 환자의 키를 고려해서 적용해야 한다. 아래표의 골도법은 오랜 세월동안 많은 수정을 거친 것이고, 지금은 공통적으로 이 표준을 이용하고 있다.

그러나 사람과 종족마다 체형에 차이가 많기 때문에 오차가 있다. 특히 측정의 기준으로 하는 손가락의 굵기와 국소 뼈 길이의 차이가 있기 때문에 국소적인 측정에는 그 기준이 사람마다 다를 수 있다. 국소적인 측정일지라도 국소에 너무 치중하지 말고 골격전체를 봐서 판단해야 한다.

분 류	시작점	골 도	도량법	해설
두 부	전발제 – 후발제 (前髮際 – 後髮際)	12촌	직촌	이마의 머리털 난 부위부터 후두의 머리털 난 부위까지이다. 이마의 머리털 난 곳이 부정확하면 눈썹부터 실시하고 15촌이다
	양측 유양돌기 사이	9촌	횡촌	손이 큰 사람이나 머리의 폭이 좁은 사람은 9촌이 안될 수도 있다.
흉복부	천돌 – 검상돌기	9촌	직촌	흉골 바로 위의 오목한 곳에서 검상돌기까지
	검상돌기 – 배꼽	8촌		
	배꼽 – 곡골혈	5촌		치골결합 바로 위가 곡골혈이다
	양측유두 사이	8촌	횡촌	여성의 경우 유방이 많이 쳐졌거나 밖으로 벌어져 있으면 위치가 변동된다.
배요부	대추혈 – 미골	21椎	직촌	양측 견갑골 하면의 연결선은 제7흉추, 장골능 연결선은 제4번 요추
	좌우 견갑골 사이	6촌	횡촌	좌우의 견갑골 내측면의 거리
상지부	겨드랑이 앞주름 – 팔꿈치 주름	9촌	직촌	직선으로 측정한다.
	팔꿈치주름 – 손목주름	9촌	직촌	
측흉부	겨드랑이 – 제11늑골	12촌	직촌	겨드랑이 중앙에서 직하방으로 측정
측복부	제11늑골 – 대전자	9촌	직촌	제11늑골에서 대퇴의 대전자까지 직하방으로 측정
하지부	치골결합 – 대퇴내과 윗쪽	18촌	직촌	
	경골두 하면 – 복숭아뼈 최고 높은 곳	13촌	직촌	
	대전자 – 무릎 중앙	19촌	직촌	
	승부혈 – 위중혈	14촌		무릎중앙은 독비혈, 위중혈의 수평선임
	위중혈 – 복숭아뼈 최고 높은 곳	16촌		
	복숭아뼈 최고 높은 곳–발바닥	3촌		

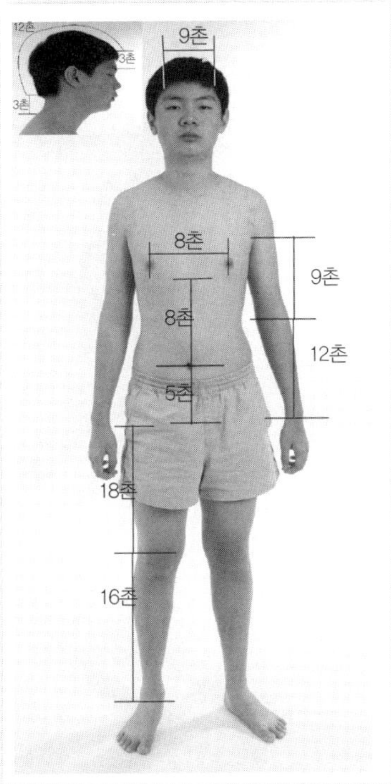

(2) 수지동신촌취혈법(手指同身寸取穴法)

① **중지동신촌법(中指同身寸法)**: 중지 손가락을 구부렸을시 중간뼈의 상부 주름과 하부 주름사이의 길이를 1촌으로 한다.

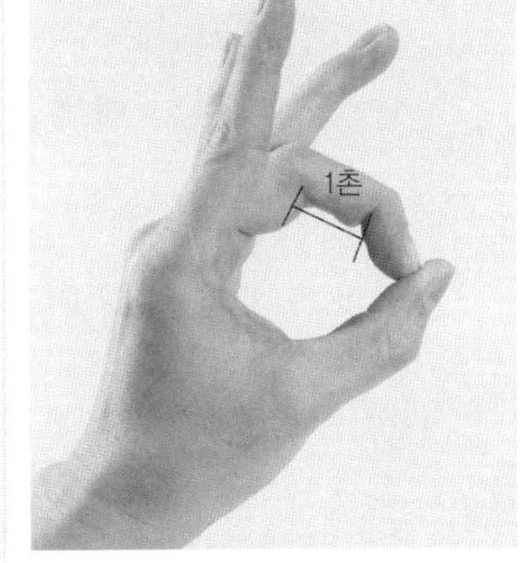

② **무지동신촌법(拇指同身寸法)**: 엄지손가락의 넓이를 1촌으로 한다.

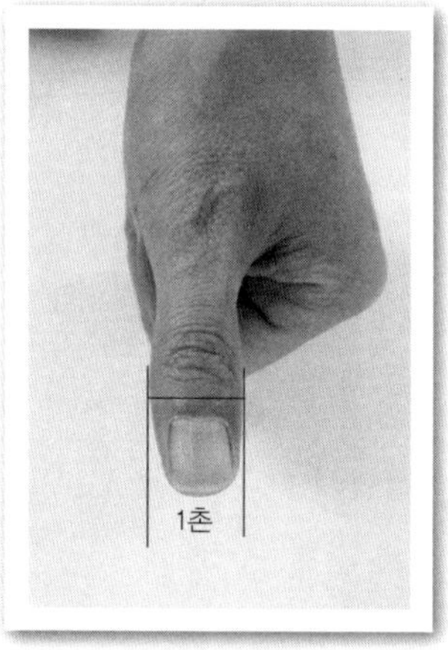

③ **횡지동신촌법(橫指同身寸法)**: 엄지 손가락을 제외한 네손가락의 중간관절의 넓이를 3촌으로 한다.

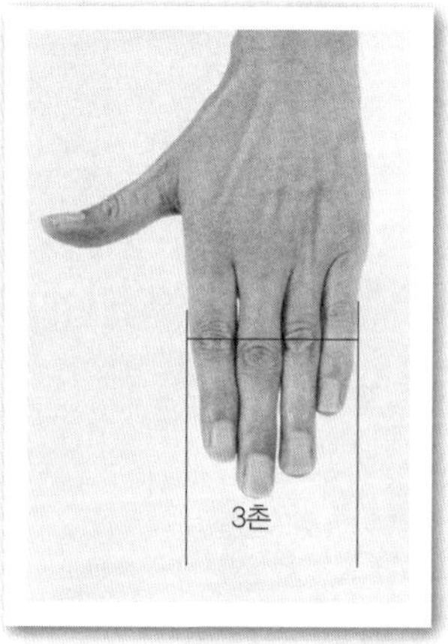

5. 경락관리의 적응증

(1) 내과질환

① **호흡기 질환**: 감기, 기침, 호흡촉박, 천식

② **순환기 질환:** 심근경색, 협심증, 흉부통증

③ **소화기 질환:** 위염, 위·십이지장 궤양, 설사, 변비, 구토, 위경련, 간경화, 담낭염

④ **비뇨기 질환:** 부종, 소변장애, 소변이상

⑤ **내분비 질환:** 당뇨병, 갑상선 기능 저하 및 항진

⑥ **기타:** 전립선염, 성기능 저하, 정신병(공황장애, 우울증, 경기 등), 불면증, 면역계 질환

(2) 정형외과 질환

요통, 좌골신경통, 관절통, 오십견, 염좌 등

(3) 부인과 질환

불임증, 불감증, 생리통

6. 경락관리의 금기

(1) 생리적인 금기

① 고도로 피로한 상태

② 식후 포만 혹은 고도의 기아 상태

③ 극도의 흥분상태

④ 여성에게 생리량이 많은 상태

⑤ 고도의 공포상태

⑥ 심각한 정신공황 상태

⑦ 심한 저혈당 상태

⑧ 임산부

(2) 병리적인 금기

① 원인불명성 극도의 통증
② 고열
③ 염증이 심한 상태
④ 각종 질병의 급성기
⑤ 전염병이 의심스러운 상태
⑥ 의식불명 상태
⑦ 골다공증이 심한 자는 강한 압박 금지
⑧ 출혈성 질병
⑨ 외상으로 척추 골절있는 상태
⑩ 혈우병, 혈액응고 장애가 있는 질병

7. 경락마사지법

(1) 추법(推法)

※ **정의:** 손가락이나 손바닥을 피시술자의 피부에 접촉한 다음 경락따라 미는 것을 말한다.

※ **기능:** 혈액순환 촉진, 근육이완, 긴장완화

※ **주의**

① 강하게 접촉시킨 상태에서 밀지 않는다.
② 단순히 혈액순환을 촉진시킬 목적이면 사지말단에서 심장방향으로 실시한다.
③ 피부궤양이나 수술 봉합부위에는 시술하지 않는다.
④ 전염병이 의심스러우면 시술하지 않는다.
⑤ 강하게 시술하거나 장시간 시술시에는 오일을 도포 후 실시한다.

(2) 안법(按法)

❀ **정의:** 엄지 손가락이나 주먹 혹은 손바닥을 이용하여 경혈을 누르는 방법이다.

❀ **기능:** 경혈의 보사(補瀉) 작용, 국소 혈액순환 촉진, 근육이완

❀ **주의**

① 경락을 관리할 시에는 보사법을 실시한다.

② 골다공증 환자는 주의한다.

③ 복부나 민감한 부위는 강하게 누르지 않는다.

④ 누를 때 일정의 압력과 시간이 있어야 효능이 있다.

⑤ 근육이 많은 부위는 팔꿈치를 이용한다.

⑦ 임신부의 하복부는 주의한다.

(3) 마법(摩法)

❀ **정의:** 손가락이나 손바닥을 국소부위에 밀착한 후 둥글게 원을 그리면서 이동한다.

❀ **기능:** 국소부위의 체온상승으로 인한 순환증가, 통증완화, 피로회복, 긴장완화

❀ **주의**

① 환자의 상태에 따라 누르는 압력을 결정한다.

② 복부나 민감한 부위는 강하게 누르지 않는다.

③ 누를 때 일정의 압력과 시간이 있어야 효능이 있다.

④ 골다공증 환자는 강하게 누르지 않는다.

(4) 유법(揉法)

❀ **정의:** 손가락이나 어제혈(魚際穴) 부위 혹은 손바닥을 국소부위에 밀착한 후 그 자리를 둥글게 비벼준다.

❀ **기능:** 경혈부위의 보법으로 사용, 국소부위와 경혈의 순환증가

※ 주의

① 근육이 없는 부위를 강하게 눌러서 비비지 않는다.

② 강약을 조절하면서 누른다.

(5) 날법(捏法)

※ 정의: 국소부위를 꼬집어서 당기는 방법이다.

※ 기능: 순환증가, 근육의 수축과 이완

※ 주의

① 민감한 부위를 시술하지 않는다.

② 피부를 적게 집거나 손톱으로 집어서 당기면 통증이 있다.

③ 손톱으로 강하게 집으면 피부를 손상시킬 수 있다.

④ 근육이 많은 부위는 근육까지 집어서 당겨야 효능이 있다.

(6) 두법(抖法)

※ 정의: 사지말단을 잡고 흔들주는 방법이다.

※ 기능: 순환증가, 근육이완

※ 주의

① 피시술자의 근육과 관절의 상태를 고려하여 흔든다.

② 피시술자가 관절에 병변이 있으면 하지 않는다.

③ 피시술자의 국소에 찰과상, 인대손상, 근육손상이 있거나 외과적인 수술 후 봉합한 상태면 시술하지 않는다.

(7) 찰법(擦法)

※ 정의: 손바닥이나 손가락을 피부에 접촉시킨 후 이동하면서 부드럽게 비벼주는 방법이다.

※ 기능: 국소 순환증가, 진통작용, 면역증강 작용

※ 주의

① 피시술자의 국소에 피부병이나 외상에 있으면 시술하지 않는다.

② 너무 강하게 마찰시키지 않는다.

③ 혈액순환을 촉진시킬 목적이면 사지말단에서 심장방향으로 실시한다.

④ 임신부의 하복부는 주의한다.

(8) 고타법(拷打法)

※ **정의:** 주먹이나 손바닥 혹은 손가락으로 두들겨 주는 방법이다.

※ **기능:** 순환촉진, 피로회복, 근육 이완, 통증완화

※ 주의

① 피시술자의 신체 상태를 고려하여 강도를 조절한다.

② 머리부위, 복부에는 강하게 고타하지 않는다.

③ 임신부의 하복부는 주의한다.

(9) 곤법(滾法)

※ **정의:** 손을 피시술자의 피부에 접촉 후 전진하면서 굴리는 방법이다. 주먹을 가볍게 쥐고 후계혈 부위를 피부에 접촉시킨 뒤 손등 방향으로 굴려서 삼간혈 부위가 닿도록 한다.

※ **기능:** 순환촉진, 피로회복, 근육 이완, 통증완화

※ 주의

① 피시술자의 신체 상태를 고려하여 강도를 조절한다.

② 임신부의 하복부는 주의한다.

③ 시술시 손목관절을 과도하게 굴곡시키면 손상이 올 수 있다.

8. 경락 보사법(補瀉法)

고대 한의학에서 인식한 질병의 원인은 바로 음양과 오행의 불균형이다. 한의

학적인 방법을 이용하여 건강증진이나 질병치료를 도모할 시에는 필히 균형을 바로 잡아줘야 한다. 경락 관리도 궁극적인 목표는 잃어버린 균형을 바로 잡아주는 것이다. 인체의 균형을 잡아줄 때 근본이 되는 이론이 바로 음양과 오행이다. 시술방법에 따라 보사법도 차이가 있으므로 숙지하고 시술해야 한다.

(1) 침의 보사법

① **염전보사(捻轉補瀉)**: 자침 후 침을 돌리는 방법이다.

- 보법(補法): 돌리는 각도가 작게, 가볍게, 천천히, 짧게 실시한다.
- 사법(瀉法): 돌리는 각도가 크게, 강하게, 빨리, 길게 실시한다.

② **제삽보사(提揷補瀉)**: 자침 후 상하로 찔렀다 뺐다 하는 방법이다.

- 보법(補法): 얕게 찔렀다가 점점 깊게 찌르고, 강하게 자침하고 가볍게 빼고, 천천히 하고, 짧게 한다.
- 사법(瀉法): 깊게 찔렀다가 점점 얕게 빼고, 약하게 자침하고 강하게 빼고, 빨리 하고, 길게 한다.

③ **질서보사(疾徐補瀉)**

- 보법(補法): 서서히 자침하고, 조금 돌리고, 빨리 뺀다.
- 사법(瀉法): 빨리 자침하고, 많이 돌리고, 서서히 뺀다.

④ **영수보사(迎隨補瀉)**

- 보법(補法): 침끝이 경락이 흐르는 방향으로 자침한다.
- 사법(瀉法): 침끝이 경락이 흐르는 방향의 반대로 자침한다.

⑤ **호흡보사(呼吸補瀉)**

- 보법(補法): 환자가 호기(呼氣) 시 자침하고, 흡기(吸氣) 시 발침한다.
- 사법(瀉法): 환자가 흡기(吸氣) 시 자침하고, 호기(呼氣) 시 발침한다.

⑥ **개합보사(開闔補瀉)**

- 보법(補法): 발침 후 자침 부위를 손가락으로 막는다.
- 사법(瀉法): 발침 후 자침 부위를 막지 않고 출혈하도록 둔다.

⑦ **평보평사(平補平瀉)**: 자침후 균일하게 돌리거나 상하로 제삽하는 방법이다.

(2) 수기(手技)의 보사법

① 경혈 지압

경혈부위를 누르는 것을 경혈지압이라고 하는데, 그냥 누르기만 한다면 의학적으로 큰 효능은 없다. 건강증진이나 질병치료의 목적으로 한다면 주기, 압력, 횟수, 보사법을 고려해야 한다. 일반적으로 한 경혈을 누를 때마다 1분 정도 눌러주고, 환자가 일정의 통증을 느낄 정도의 압력으로 눌러야 한다. 누를 때 넓은 면적으로 지긋이 누르고 비벼주면 보(補)하는 효과가 있고, 좁은 면적으로 아프도록 누르기만 하면 사(瀉)하는 효능이 있다. 1회 시술 후에는 10분 정도 쉬었다가 다시 반복해서 시술한다. 모두 4-5회 정도 실시해야 치료적인 효능이 있다.

② 경락 마사지

경락마사지에서 사용하는 보사법은 모두 세 종류가 있다. 첫 번째는 마사지시 국소부위를 돌려주는데, 이때 시계방향으로 돌리면서 부드럽게 마사지하는 것은 보하는 것에 해당되고, 시계의 반대방향으로 돌리면서 강한 자극은 사하는 것이다. 두 번째는 경락이 흐르는 방향에 따라 구분하는데, 경락의 순행방향으로 쓸어주는 것을 보(補)하는 효과가 있고, 경락이 흐르는 방향의 반대로 쓸어주면 사(瀉)하는 작용이 있다. 마지막은 시술하는 강도로 구분하는데 가볍게 하는 경우가 보법에 해당되고, 강하게 시술하는 것은 사법에 해당된다.

(3) 기타 보사법

기타 보사법은 아래의 기타 응용법을 참조 바람

9. 기타 응용법

(1) 전기치료

물리치료에서 사용하는 전기치료의 종류는 아주 다양하다. 경락 이론과 결합해서 사용하는 물리치료기기는 전기자극치료, 전기침, 레이져 치료 등이다. 그중에서 피부내부에 자침해서 사용하는 방법이 있고, 그냥 경락의 표피를 자극하는 방법이 있다. 자침하나 표피를 자극하나 그 효능은 대동소이하므로 구태여 자침할 필요는 없을 것으로 생각한다.

① **전기자극치료**

물리치료에서 사용하는 전기자극 치료기도 몇 가지가 있다. 그중에 자주 사용하는 기기는 SSP, TENS, EST, 갈바닉 기계 등이 있다. 그 외에 IMS(근육내 신경자극요법)라는 기계가 있는데 자침후에 전기를 연결시켜 통증을 치료하는 기기이고, 각종 통증에 많이 이용하고 있다. 경락 치료에 이용시에는 보사(補瀉)를 실시해야 하는데, 이때 양극은 보(補)하는 경혈에 접지하고, 사(瀉)하는 수혈에는 음극을 접지한다.

② **레이저 침**

최근에 발명된 기기로 빛을 이용한 치료법이다. 미세한 광선을 경혈에 조사(照射)하면 국소부위에 순환이 증가하여 진통작용이 유발하는 것으로 밝혀졌다. 레이저 침은 침투 깊이가 비교적 깊으면서도 인체에 특이할 만한 부작용이 없는 것이 장점이다.

레이저 침은 이미 여러 나라에서 보편적으로 사용하는 의료기기 중의 하나이고, 각종 논문도 많이 나왔지만, 레이저 침의 보사법에 대해서 연구한 논문은 거의 없다.

(2) 지압과 추나요법

순수히 손만 이용하여 질병을 치료하는 방법은 지압, 마사지, 추나, 카이로 프락틱이 있다. 이 4가지 방법은 각 나라마다 존재하고, 오랜 역사를 가지고 있다. 그 중 이론적인 체계를 갖춘 것이 한의학이 아닐까 생각한다. 과거 이화학(理化學)적인 치료법이 발전하기 전에는 이 방법을 이용하여 건강증진과 질병 치료를 도모하였다. 지금도 고대의 방법을 취사선택하여 더 과학적인 방법으로 접근하고 있다. 동양에서는 기, 경락 등의 이론으로 접근하였고, 서양에서는 근육과 신경학적으로 접근하였는데, 깊이 이해하면 근본적으로 일맥상통하는 것을 알수 있다. 수기법(手技法)을 실시할 때도 보사(補瀉)를 해 줘야 효능을 높일 수 있다. 일반적으로 보(補)할 때는 혈자리를 눌러서 비벼주고, 사(瀉)할 때는 강하게 눌러만 주고 움직이지 않는다.

(3) 부황

이 방법은 순수한 한의학적인 시술법으로 오랜 역사를 가지고 있다. 컵과 유사하게 생긴 도구를 피부에 붙이고 내부의 공기를 빼내 버리면 음압이 발생하여 주변의 혈액이 몰려오게 되므로 국소의 순환이 증가되는 것이다. 다른 이론은 경혈에 붙이고 진공상태를 만들면 국소 혈자리의 순환이 증가하고, 또한 국소 혈자리의 노폐물이 밖으로 빠져나가기 때문에 증상이 호전한다고 본다. 부황으로 보사법(補瀉法)을 응용할 시에는 보(補)하는 혈자리는 부황의 강도를 부드럽게 해주고, 사하려면 강도를 강하게 하거나 아니면 침을 자침한 뒤 부황을 붙여 혈액을 빼준다.

(4) 자석

최근 자석으로 만든 파스, 목걸이, 팔찌 등이 판매되고 있다. 패취형 작은 자석 파스를 경혈에 붙일 때는 S극과 N극을 구분해서 사용해야 효과가 더 있을 것이다. S극은 보(補)하는 혈자리에 붙이고, N극은 사(瀉)하는 혈자리에 붙여야 한다.

10. 시술후 주의 사항

① 시술 후 12시간 내에 찬바람 맞지 말고, 찬물에 샤워하지 않는다.
② 가능한 따뜻한 음식을 섭취하고, 특수한 성질의 음식을 대량으로 섭취하지 않는다.
③ 기름진 음식은 피하고, 소화 잘되는 음식을 섭취한다.
④ 술과 과도한 방사를 금한다.

■■■ Memo

제 2 장

14경락과 수혈(腧穴)

1 12경맥

1. 수태음 폐경(手太陰 肺經)

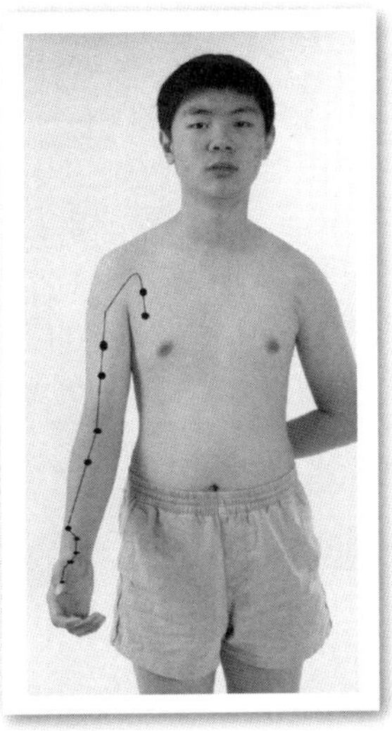

(1) **경맥순환:** 중초에서 시작하여 대장을 돌아서 위장과 횡경막을 통과한 다음 기관지를 지나 중부혈로 들어간다. 중부혈에서 위로 올라가 천부혈을 지나 상완부 내측면의 요골측 아래로 내려간다. 엄지손가락 손톱의 기시점에서 끝난다.

(2) **치료질병:** 기침, 천식, 감기, 어깨부위 통증, 비염 등

(3) **경혈해설**

① 중부(中府)

위 치 앞가슴, 정중앙에서 옆으로 6촌, 제 1번 늑골 아래

주 치 기침, 천식, 흉부통증, 어깨통증

주 의 사자, 평자 0.5~0.8촌, 뜸 가능

② 운문(雲門)

위 치 앞가슴, 정중앙에서 옆으로 6촌, 쇄골 아래 오목한 곳, 중부혈에서 상부로 1촌

주 치 기침, 천식, 흉부통증, 어깨통증

주 의 사자, 평자 0.5~0.8촌, 뜸 가능

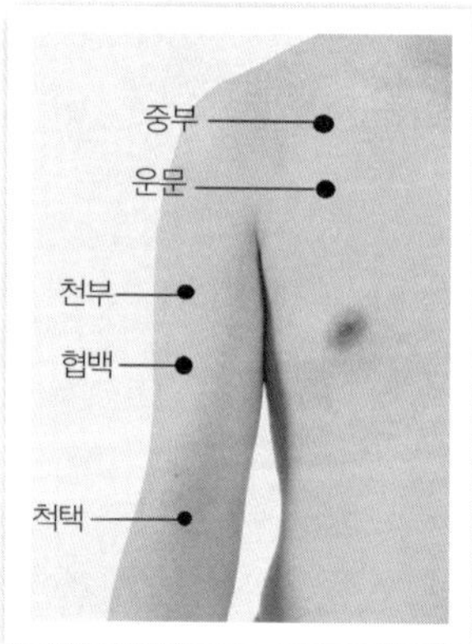

③ 천부(天府)

위 치 상완이두근의 바깥측, 액와 앞주름 아래 3촌

주 치 어깨통증, 기침, 천식, 코피, 정신병

주 의 직자 0.3~0.5촌, 뜸 가능

④ 협백(俠白)

위치 천부혈 아래 1촌, 팔꿈치 주름에서 상부로 5촌, 상완이두근의 바깥측

주치 기침, 천식, 흉부통증, 어깨통증

주의 직자 0.5~1촌, 뜸 가능

⑤ 척택(尺澤)

위치 팔꿈치 주름부위, 요골측 상완이두근의 오목한 곳(완요근과 상완이두근 사이)

주치 기침, 천식, 흉부통증, 각혈, 어깨통증, 상완부위 운동장애·통증, 소아경기, 유뇨증, 급성토사, 무맥증

주의 직자 0.5~1촌, 사혈·뜸 가능

⑥ 공최(孔最)

위치 척택과 태연의 연결선상, 손목 주름에서 상부로 7촌

주치 기침, 천식, 흉부통증, 각혈, 인후부 통증

주의 직자 0.5~1촌, 뜸 가능

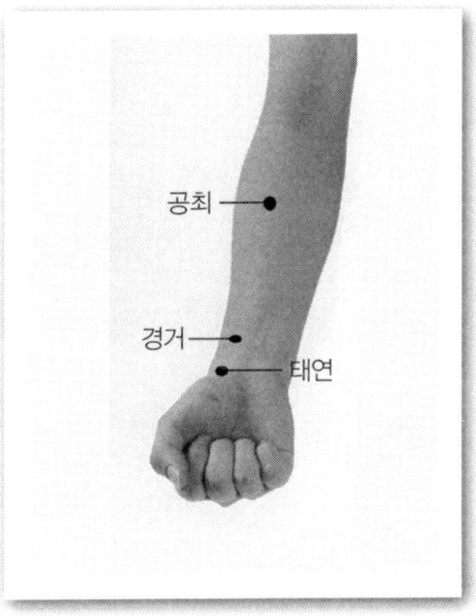

⑦ 열결(列缺)

위치 척택과 태연의 연결선상, 손목 주름에서 상부로 1.5촌

주치 감기, 두통, 기침, 인후부 통증, 구안와사, 치통

주의 직자 0.2~0.3촌, 뜸 가능

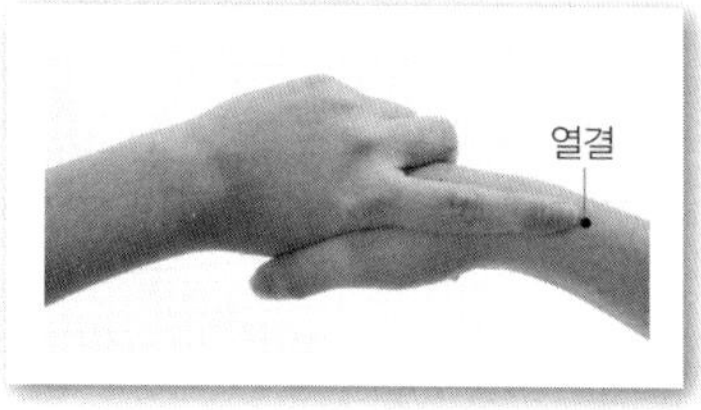

⑧ 경거(經渠)

위치 척택과 태연의 연결선상, 손목 주름에서 상부로 1촌, 요골동맥 박동부위

주치 기침, 천식, 흉부통증, 위장통증, 구토, 손목통증, 신허성 요통

주의 직자 0.2~0.3촌, 뜸 불가, 동맥 피할 것.

⑨ 태연(太淵)

위치 손목 주름 부위, 요골동맥 박동부위

주치 기침, 천식, 흉부통증, 무맥증, 가래많은 기침

주의 직자 0.2~0.3촌, 뜸 가능

⑩ 어제(魚際)

위치 무지 중수골의 중앙, 손바닥과 손등의 경계부위

주치 기침, 천식, 흉부통증, 실어증, 발열, 외상성 요통

주의 직자 0.5~0.8촌, 뜸 가능

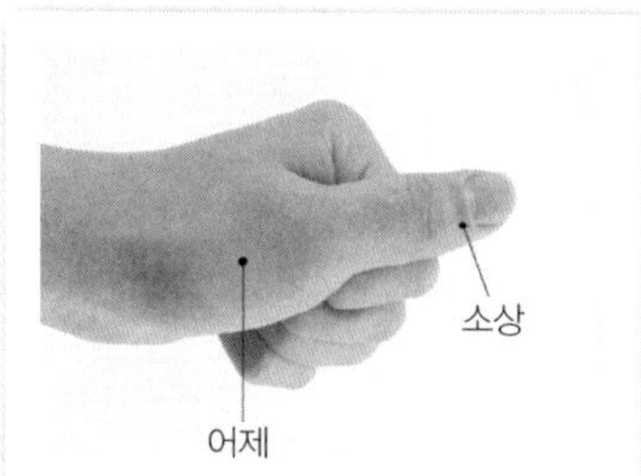

⑪ 소상(少商)

위치 엄지손톱의 요골측, 손톱 기시점에서 위로 0.1촌

주치 기침, 발열, 인후부 통증, 혼수, 정신병

주의 직자 0.1촌, 사혈 가능

2. 수양명 대장경(手陽明 大腸經)

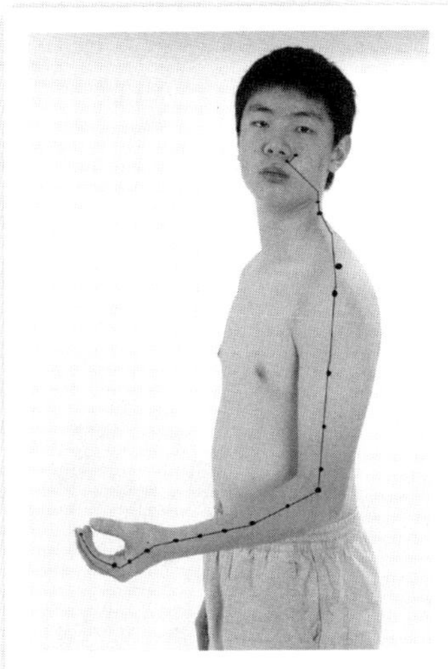

(1) **경맥순환:** 식지 말단에서 시작하여 식지의 요골측면을 따라서 위로 올라간다. 완관절, 주관절, 견관절, 쇄골을 통과하여 얼굴로 올라가 코 옆에서 중지한다.

(2) **치료질병:** 변비, 설사, 치질, 요통, 오십견, 비염, 아토피 피부염

(3) **경혈해설**

① 상양(商陽)

위치 식지손톱의 요골측, 손톱기시점에서 위로 0.1촌

주치 이농(耳聾), 치통, 인후부 통증, 손가락 저림, 열병, 혼수, 중풍

주의 직자 0.1촌, 사혈 가능

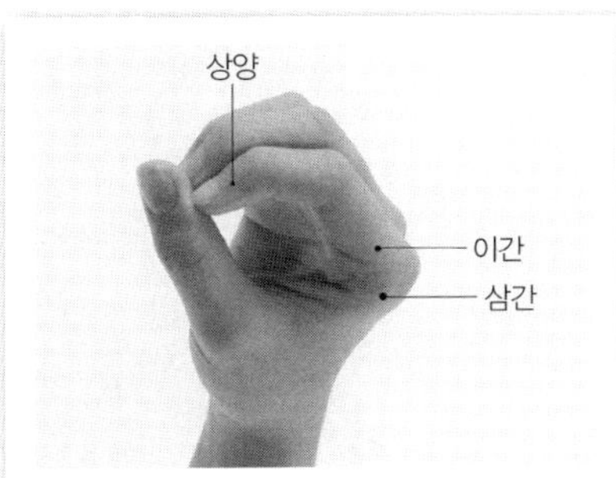

② 이간(二間)

위치 식지 기절골 상단의 요골측 부위, 손바닥과 손등의 경계부위

주치 어지러움, 코피, 치통, 구안와사, 인후부 통증, 열병

주의 직자 0.2~0.3촌

③ 삼간(三間)

위치 식지 중수골 하단의 요골측 부위 오목한 곳, 이간혈에서 위로 1촌

주치 안구질환, 치통, 인후부 통증, 견부통증

주의 직자 0.3~0.5촌, 뜸 가능

④ 합곡(合谷)

위치 손등, 무지와 식지의 중수골이 갈라지는 곳에서 아래로 1촌의 정중앙

주치 두통, 안구충혈, 코피, 치통, 구안와사, 이하선염, 생리통, 위장통, 복통, 변비, 중풍, 소아경기, 정신병, 발열

주의 직자 0.5~1촌, 뜸 가능

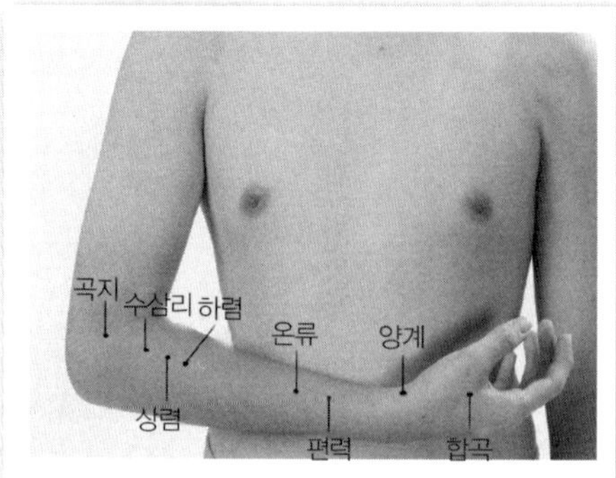

⑤ 양계(陽溪)

위치 손등, 요골측 손목의 주름부위, 장무지신전건과 단무지신전건 사이의 오목한 곳

주치 두통, 이명, 이농, 치통, 인후부 통증, 손목관절통, 정신병, 요통

주의 직자 0.3~0.5촌, 뜸 가능, 동맥을 피할 것

⑥ 편력(偏歷)

위치 양계혈과 곡지혈의 연결선상, 양계혈에서 상부로 3촌

주치 안구충혈, 이명, 코피, 수종, 배뇨장애, 구안와사

주의 직자 혹은 사자 0.3~0.5촌, 뜸 가능

⑦ 온류(溫溜)

위치 양계혈과 곡지혈의 연결선상, 양계혈에서 상부로 5촌

주치 두통, 얼굴부종, 인후부 통증, 견부통증, 복통

주의 직자 0.5~0.8촌, 뜸 가능

⑧ 하렴(下廉)

위치 양계혈과 곡지혈의 연결선상, 팔꿈치 주름에서 아래로 4촌

주치 두통, 어지러움, 복통, 복부팽만

주의 직자 0.5~1촌, 뜸 가능

⑨ 상렴(上廉)

위치 양계혈과 곡지혈의 연결선상, 팔꿈치 주름에서 아래로 3촌

주치 두통, 반신불수, 국소통증, 복부팽만, 복통

주의 직자 0.5~1촌, 뜸 가능

⑩ 수삼리(手三里)

위치 양계혈과 곡지혈의 연결선상, 팔꿈치 주름에서 아래로 2촌

주치 반신불수, 상지 운동장애, 복통, 설사

주의 직자 0.5~1촌, 뜸 가능

⑪ 곡지(曲池)

위치 팔꿈치를 90도로 굽혔을 시 팔꿈치 주름끝과 상완외과(外踝) 돌기의 연결선에서 중간지점

주치 열병, 인후부 통증, 이질, 반신불수, 주관절통증, 두통, 어지러움, 치통, 안구충혈, 습진, 풍진, 정신병, 복통, 설사

주의 직자 0.8~1.2촌, 뜸 가능

⑫ 주료(肘髎)

위치 팔꿈치를 90도로 굽혔을 시 곡지혈에서 상부로 1촌

주치 팔꿈치 통증, 팔꿈치 마비

주의 직자 0.5~0.8촌, 뜸 가능

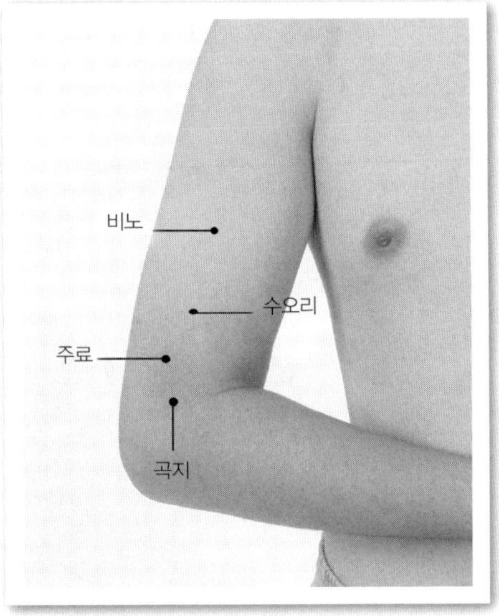

⑬ 수오리(手五里)

위치 곡지와 견우의 연결선상, 곡지혈에서 위로 3촌

주치 팔꿈치, 상완부위의 운동장애, 임파선 결핵

주의 직자 0.5~1촌, 동맥을 피해서 자침

⑭ 비노(臂臑)

위치 곡지와 견우의 연결선상, 곡지혈에서 위로 7촌, 삼각근 하단부

주치 견비통, 경추부위 통증, 눈병

주의 직자 0.5~1촌, 뜸 가능

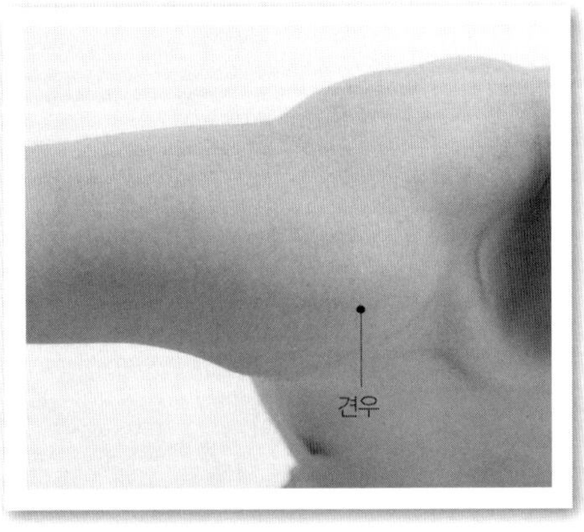

⑮ 견우(肩髃)

위치 삼각근 상단의 중앙, 견봉의 아래, 팔을 수평으로 폈을 시 오목한 곳이 두 곳 있는데 그 중 앞쪽의 오목한 곳.

주치 견비통증, 임파선 결핵, 반신불수, 치통

주의 직자 0.5~0.8촌, 뜸 가능

⑯ 거골(巨骨)

위치 견갑극과 쇄골의 견봉단(외측단) 사이에 오목한 곳

주치 견비통증, 임파선 결핵, 갑상선 종대

주의 직자시 주의, 바깥쪽으로 사자 0.4~0.6촌

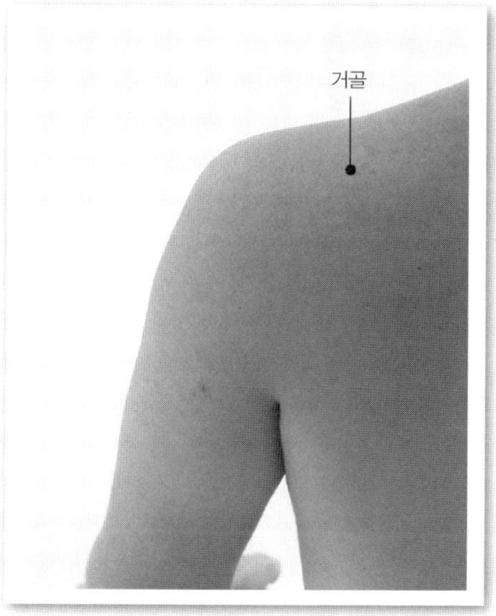

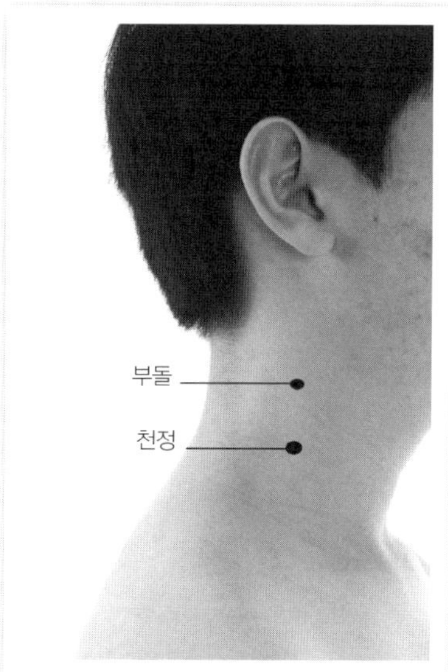

⑰ 천정(天鼎)

위치 부돌혈 아래 1촌, 흉쇄유돌근의 후연

주치 인후부 통증, 쉰목소리, 임파선 결핵, 갑상선종대

주의 직자 0.3~0.5촌, 뜸 가능, 자침, 마사지시 동맥 주의

⑱ 부돌(扶突)

위치 갑상선 연골에서 옆으로 3촌, 흉쇄유돌근의 흉골두와 쇄골두의 사이

주치 기침, 인후부 통증, 쉰 목소리, 임파선 결핵, 갑상선종대, 상체통증

주의 직자 0.5~0.8촌, 뜸 가능, 자침, 마사지시 동맥 주의

⑲ 구화료(口禾髎)

위치 인중 옆으로 0.5촌, 콧구멍 바로 아래, 수구혈과 수평선

주치 경련, 구안와사, 코피, 축농증, 후각장애

주의 직자 0.3~0.5촌, 뜸 금지

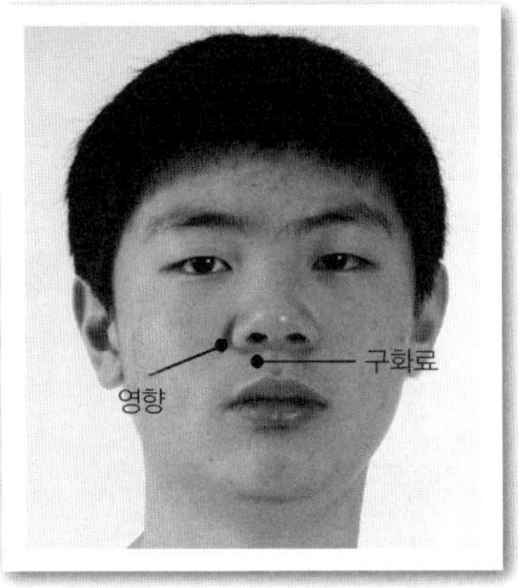

⑳ 영향(迎香)

위치 콧날개에서 옆으로 0.5촌, 팔자주름 내

주치 구안와사, 코피, 축농증, 안면신경마비

주의 직자 0.1~0.2촌, 뜸 금지

3. 족양명 위경(足陽明 胃經)

(1) **경맥순환:** 코 날개의 양측에서 시작해서 안구 바로 밑까지 올라갔다가 다시 하악골로 내려와서 하악골의 측면을 따라 측두골로 올라간다. 측두골에서 아래로 내려와 흉부를 지나 복부를 통과하여 다리의 앞쪽으로 내려가 둘째 발가락에서 중지한다.

(2) **치료질병:** 복부팽만, 부종, 위장통, 구토, 구강건조, 인후부 통증, 코피, 국소 통증, 치통

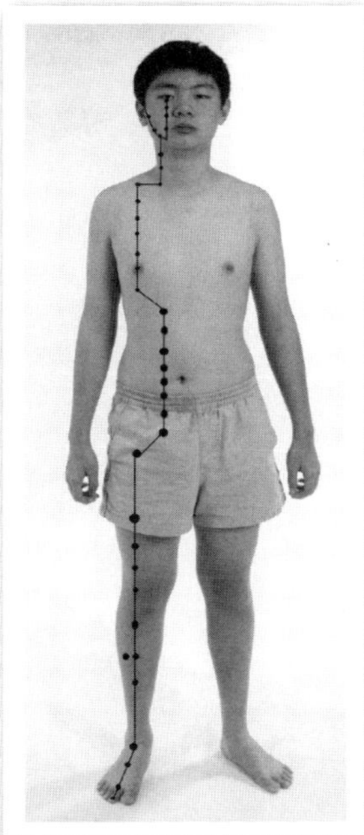

(3) 경혈해설

① 승읍(承泣)

위치 전방을 직시할 때 동공 바로 아래, 안와 하부골과 안구 사이

주치 안구부종, 안구통증, 야맹증, 구안와사, 근시, 눈물, 눈꺼풀 경련

주의 자침시 안구 손상주의

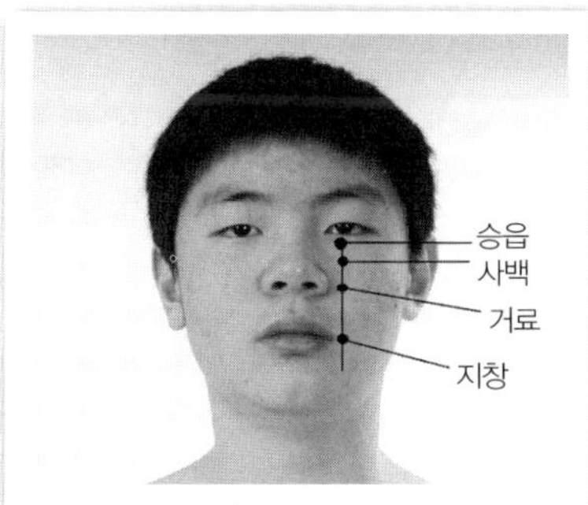

② 사백(四白)

위치 안와 아래 0.5촌 부위의 오목한 곳

주치 안구부종, 안구통증, 구안와사, 삼차신경통, 눈꺼풀 경련

주의 직자 0.2~0.3촌, 뜸 가능

③ 거료(巨髎)

위치 동공아래, 콧날개와 수평선, 콧날개의 팔자 주름의 외측

주치 구안와사, 눈꺼풀 경련, 코피, 치통

주의 직자 0.3~0.6촌, 뜸 가능

④ 지창(地倉)

위치 입술 끝에서 옆으로 0.4촌, 거료 아랫부위

주치 안면신경마비, 구안와사, 눈꺼풀 경련

주의 사자 혹은 평자 0.3~0.6촌, 뜸 가능

⑤ 대영(大迎)

위치 하악골의 외측면, 하악각의 전방1.3촌, 교근의 착지점 전방, 안면동맥 박동부위

주치 치통, 안면신경마비

주의 사자 혹은 평자 0.3~0.6촌, 혹은 지창방향으로 자침, 동맥 피할 것

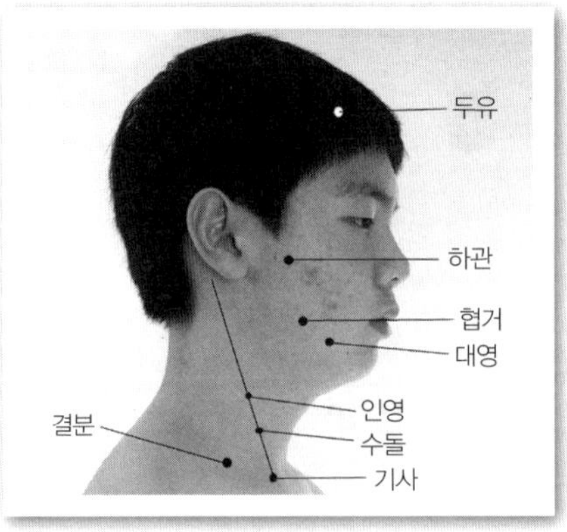

⑥ 협차(頰車)

위치 하악골의 외측면, 하악각의 전방 0.5촌 오목한 곳, 저작시 교근의 최고 높은 곳

주치 구안와사, 치통, 구금(口噤), 언어장애

주의 직자 0.3~0.5촌, 평자 0.5~1촌

⑦ 하관(下關)

위치 관골궁 아래의 관골공. 입을 닫으면 공간이 있고, 입을 열면 공간이 없어짐.

주치 이농(耳聾), 이명, 치통, 구금(口噤), 구안와사

주의 직자 0.5~1촌, 뜸 가능

⑧ 두유(頭維)

위치 이마 상부의 측면, 각진 곳에서 위로 0.5촌, 머리 정중앙에서 옆으로 4.5촌

주치 편두통, 눈물

주의 평자 0.5~0.8촌, 뜸 불가

⑨ 인영(人迎)

위치 갑상선 연골 옆으로 1.5촌, 경동맥 뒷쪽, 흉쇄유돌근 앞쪽

주치 인후부 통증, 천식, 임파선 결핵, 갑상선 종대, 고혈압, 중풍

주의 직자 0.3~0.8촌, 동맥을 피해서 자침, 뜸 불가

⑩ 수돌(水突)

위치 인영혈과 기사혈의 연결선상의 중앙, 흉쇄유돌근의 앞쪽

주치 인후부통증, 기침, 천식

주의 직자 0.3촌~0.8촌, 뜸 가능

⑪ 기사(氣舍)

위치 인영혈의 직선으로 아래, 쇄골 상부, 흉쇄유돌근의 쇄골두와 흉골두의 사이, 정중앙에서 옆으로 1.5촌

주치 인후부 통증, 기침, 천식, 임파선 결핵, 갑상선 종대, 경추통증

주의 직자 0.3~0.5촌, 뜸 가능

⑫ 결분(缺盆)

위치 쇄골의 바로 위 오목한 곳, 정중앙에서 옆으로 4촌

주치 인후부 통증, 기침, 천식, 임파선 결핵, 목부위 병변

주의 직자 혹은 사자 0.2~0.4촌, 뜸 가능, 임신부 주의

⑬ 기호(氣戶)

위치 쇄골 바로 아래, 정중앙에서 옆으로 4촌

주치 기침, 천식, 흉부팽만감, 흉통

주의 사자 혹은 평자 0.5~0.8촌

⑭ 고방(庫房)

위치 흉부 정중앙에서 옆으로 4촌, 제 1번 늑골 아래

주치 기침, 천식, 농혈기침, 흉부·늑골 통증

주의 사자 혹은 평자 0.5~0.8촌

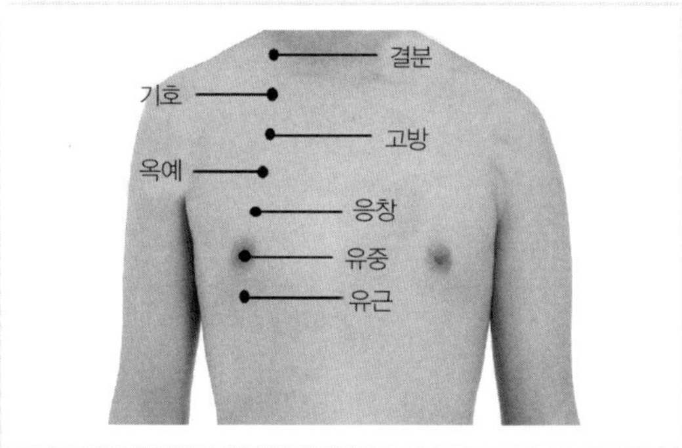

⑮ 옥예(屋翳)

위치 흉부 정중앙에서 옆으로 4촌, 제 2번 늑골 아래

주치 기침, 천식, 농혈기침, 흉부·늑골 통증, 유선염

주의 사자 혹은 평자 0.5~0.8촌

⑯ 응창(膺窓)

위치 흉부 정중앙에서 옆으로 4촌, 제 3번 늑골 아래

주치 기침, 천식, 흉부·늑골 통증, 유선염

주의 사자 혹은 평자 0.5~0.8촌

⑰ 유중(乳中)

위치 유두의 정중앙(늑골 4번 아래)

주치 치료용으로 사용하지 않고 경혈의 표식으로 사용

주의 자침, 뜸 불가

⑱ 유근(乳根)

위치 흉부 정중앙에서 옆으로 4촌(유방아래), 제 5번 늑골 아래

주치 기침, 천식, 흉부·늑골 통증, 유선염, 모유결핍

주의 사자 혹은 평자 0.5~0.8촌

⑲ 불용(不容)

위치 배꼽에서 위로 6촌, 정중앙에서 옆으로 2촌

주치 구토, 위장통증, 식욕부진, 복부팽만

주의 직자 0.5~0.8촌, 뜸 가능

⑳ 승만(承滿)

위치 배꼽에서 위로 5촌, 정중앙에서 옆으로 2촌

주치 구토, 위장통증, 식욕부진, 복부팽만

주의 직자 0.8~1촌, 뜸 가능

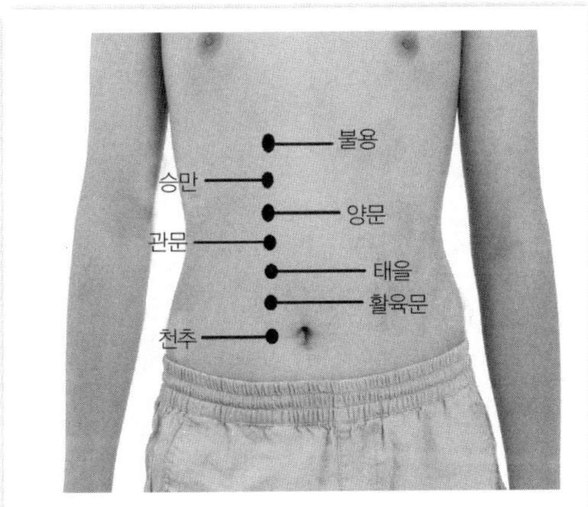

㉑ 양문(梁門)

위치 배꼽에서 위로 4촌, 정중앙에서 옆으로 2촌

주치 구토, 위장통증, 식욕부진, 복부팽만, 설사

주의 직자 0.8~1.2촌, 뜸 가능

㉒ 관문(關門)

위치 배꼽에서 위로 3촌, 정중앙에서 옆으로 2촌

주치 식욕부진, 복부팽만, 설사, 수종, 변비, 복수, 부종

주의 직자 0.8~1.2촌, 뜸 가능

㉓ 태을(太乙)

위치 배꼽에서 위로 2촌, 정중앙에서 옆으로 2촌

주치 위통, 가슴답답함, 정신병, 소화불량

주의 직자 0.8~1.2촌, 뜸 가능

㉔ 활육문(滑肉門)

위치 배꼽에서 위로 1촌, 정중앙에서 옆으로 2촌

주치 위통, 구토, 정신병, 복수, 생리불순, 혀 마비

주의 직자 0.8~1.2촌, 뜸 가능

㉕ 천추(天樞)

위치 배꼽 옆으로 2촌

주치 복부팽만, 식욕부진, 변비, 설사, 생리통, 생리불순, 복통

주의 직자 0.8~1.2촌, 뜸 가능

㉖ 외능(外陵)

위치 배꼽에서 아래로 1촌, 정중앙에서 옆으로 2촌

주치 복통, 탈장, 생리통

주의 직자 0.8~1.2촌, 뜸 가능

㉗ 대거(大巨)

위치 배꼽에서 아래로 2촌, 정중앙에서 옆으로 2촌

주치 유정, 조루, 성기능 장애, 하복부 통증, 탈장, 변비, 배뇨장애

주의 직자 0.8~1.2촌, 뜸 가능

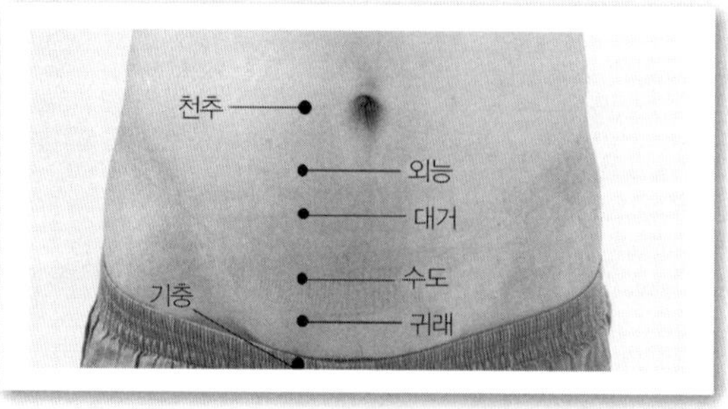

㉘ 수도(水道)

위치 배꼽에서 아래로 3촌, 정중앙에서 옆으로 2촌

주치 배뇨장애, 부종, 변비, 불임증, 난산, 복부적취

주의 직자 0.8~1.2촌, 뜸 가능

㉙ 귀래(歸來)

위치 배꼽에서 아래로 4촌, 정중앙에서 옆으로 2촌

주치 하복부 통증, 폐경, 백대하, 탈장, 음경통증

주의 직자 0.8~1.2촌, 뜸 가능

㉚ 기충(氣衝)

위치 배꼽에서 아래로 5촌, 정중앙에서 옆으로 2촌, 서혜부의 약간 윗쪽

주치 성기능 장애, 음경통증, 생리불순

주의 직자 0.8~1.2촌, 뜸 가능

㉛ 비관(髀關)

위치 상전장골극과 무릎뼈의 상외측면 연결선상, 고관절 굴곡시 회음부와 수평선상의 봉장근 외측 오목한 곳

주치 요통, 무릎냉통, 하체무력, 복통

주의 직자 1~2촌, 뜸 가능

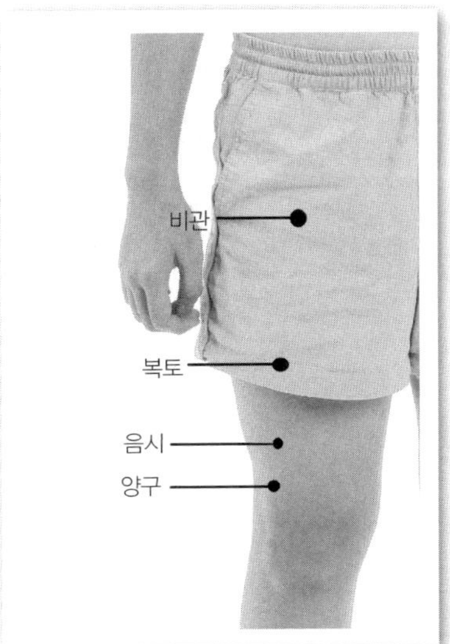

㉜ 복토(伏兎)

위치 상전장골극과 무릎뼈의 상외측면 연결선에서 무릎위의 6촌

주치 요통, 무릎냉통, 하체마비, 복통

주의 직자 1~2촌, 뜸 가능

㉝ 음시(陰市)

위치 상전장골극과 무릎뼈의 상외측면 연결선에서 무릎위의 3촌

주치 하체마비, 복통, 탈장

주의 직자 1~2촌, 뜸 가능

㉞ 양구(梁丘)

위치 상전장골극과 무릎뼈의 상외측면 연결선에서 무릎위의 2촌

주치 슬관절통, 하체마비, 위통, 유선염, 혈뇨

주의 직자 1~2촌, 뜸 가능

㉟ 독비(犢鼻)

위치 무릎굴곡시 외측 무릎뼈 아래 오목한 곳, 상부 경골두 외측 바로 위 오목한 곳

주치 슬관절통, 하체마비, 굴신장애, 전립선염

주의 내측 45도 방향으로 0.5~1촌 자침, 뜸 가능

㊱ 족삼리(足三里)

위치 독비혈 아래 3촌, 경골에서 외측으로 1촌

주치 위통, 구토, 복통, 식욕부진, 소화불량, 변비, 설사, 유선염, 하체마비, 수종, 배뇨장애, 원기부족, 중풍반신불수

주의 직자 0.5~1촌, 뜸 가능

㊲ 상거허(上巨虛)

위치 족삼리혈 아래 3촌

주치 복통, 소화불량, 설사, 변비, 하체마비, 이질, 맹장염, 요통

주의 직자 0.5~1.2촌, 뜸 가능

㊳ 조구(條口)

위치 상거허혈 아래 2촌

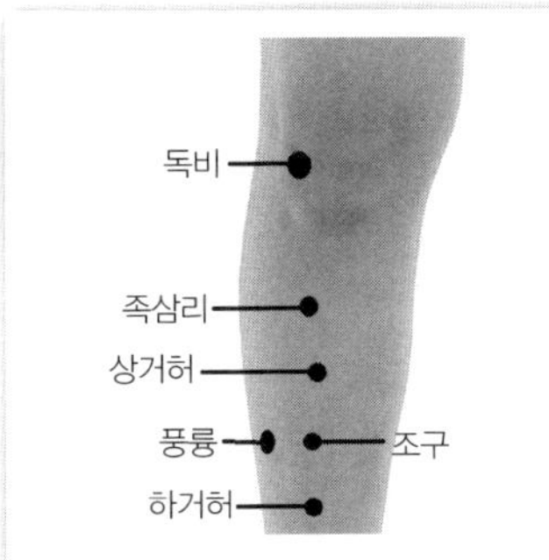

주치 복통, 소화불량, 견비통

주의 직자 0.5~1.2촌, 뜸 가능

㊴ 하거허(下巨虛)

위치 조구혈 아래 1촌

주치 복통, 소화불량, 설사, 변비, 하체마비, 유선염

주의 직자 0.5~1.2촌, 뜸 가능

㊵ 풍륭(豊隆)

위치 발목 외측 복숭아 뼈의 최고 높은 곳에서 위로 8촌, 조구혈에서 옆으로 1촌

주치 두통, 어지러움, 가래 많은 기침, 구토, 변비, 수종, 정신병, 하체위축

주의 직자 0.5~1.2촌, 뜸 가능

㊶ 해계(解溪)

위치 발목관절의 전면 주름부위 오목한 곳, 장무지신건과 장지신건 사이

주치 두통, 어지러움, 정신병, 복부팽만, 변비, 하체위축, 위염

주의 직자 0.4~0.6촌, 뜸 가능

㊷ 충양(衝陽)

위치 발등에서 최고 높은 부위, 장무지신건과 장지신건 사이

주치 구안와사, 안면부종, 치통, 정신병, 위장통, 족부무력

주의 직자 0.2~0.3촌, 뜸 가능, 동맥 피할 것

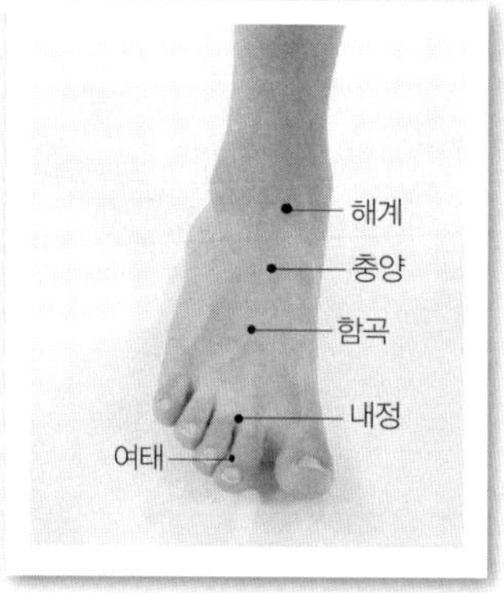

㊸ 함곡(陷谷)

위치 제 2-3번 중족골이 갈라지는 곳

주치 안면부종, 안구충혈, 장명(腸鳴), 복통, 족부무력

주의 직자 혹은 사자 0.3~0.5촌, 뜸 가능

㊹ 내정(內庭)

위치 제 2-3번째 발가락이 갈라지는 곳, 발등과 발바닥의 경계부위

주치 치통, 코피, 인후부 통증, 구안와사, 위통, 복부팽만, 설사, 이질, 변비, 열병, 발등의 병변

주의 직자 혹은 사자 0.3~0.5촌, 뜸 가능

㊺ 여태(厲兌)

위치 제 2번 발가락 발톱의 외측 기시점에서 상부로 0.1촌

주치 코피, 치통, 인후부 통증, 복부팽만, 열병, 정신병

주의 직자 0.1촌, 뜸 가능

4. 족태음 비경(足太陰 脾經)

(1) **경맥의 순환**: 엄지발가락의 발톱 기시부에서 시작하여 대퇴의 내측면을 따라 상부로 올라간다. 복부를 지나 흉부까지 올라갔다가 다시 액와로 내려와서 중지한다.

(2) **치료질병**: 위장병, 구토, 트림, 복부팽만, 설사, 황달, 신체무력, 하체부종, 피로, 식욕부진

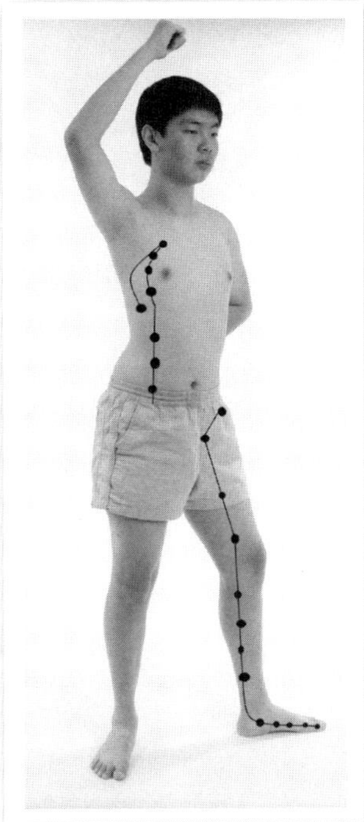

(3) 경혈해설

① 은백(隱白)

위 치 엄지발가락의 내측, 발톱 기시점에서 상부로 0.1촌

주 치 복부팽만, 혈변, 혈뇨, 생리과다, 정신병, 경기

주 의 직자 0.1촌, 뜸 가능

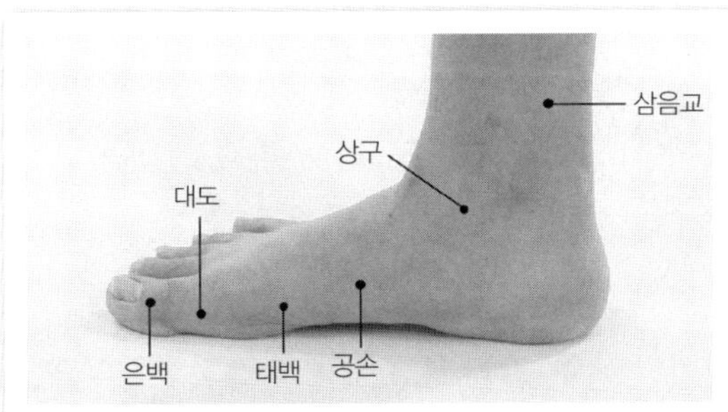

② 대도(大都)

위 치 엄지발가락 기절골 상부 내측면, 발등과 발바닥의 경계면

주치 복부팽만, 위장통, 구토, 설사, 변비, 열병

주의 직자 0.3~0.5촌, 뜸 가능

③ 태백(太白)

위치 엄지발가락 중족골 하부의 내측면, 발등과 발바닥의 경계면

주치 복부팽만, 위장통, 구토, 설사, 변비, 치질, 각기병, 혈변

주의 직자 0.3~0.5촌, 뜸 가능

④ 공손(公孫)

위치 엄지발가락 중족골 상부의 내측면, 발등과 발바닥의 경계면

주치 위장통, 구토, 복통, 설사, 이질

주의 직자 0.5~1촌, 뜸 가능

⑤ 상구(商丘)

위치 내측 복숭아뼈 전하방(前下方)에 오목한 곳

주치 복부팽만, 설사, 변비, 황달, 발목관절 통증

주의 직자 0.5~0.8촌, 뜸 가능

⑥ 삼음교(三陰交)

위치 내측 복숭아뼈의 최고 높은 곳에서 상부로 3촌, 경골의 후면

주치 복부팽만, 설사, 생리불순, 대하증, 불임증, 성기능 장애, 유뇨증, 불면증, 하체위축, 고혈압, 옆구리 통증, 탈장

주의 직자 0.5~1촌, 뜸 가능, 임신부 자침 금지

⑦ 누곡(漏谷)

위치 삼음교혈에서 상부로 3촌

주치 복부팽만, 장명(腸鳴), 배뇨장애, 유뇨증, 하체위축

주의 직자 1~1.5촌, 뜸 가능

⑧ 지기(地機)

위치 종아리의 내측, 발목 복숭아 뼈와 음능천혈의 연결선에서 음능천혈 아래 3촌,

주치 복통, 설사, 배뇨장애, 부종, 생리불순, 생리통, 유정

주의 직자 1~1.5촌, 뜸 가능

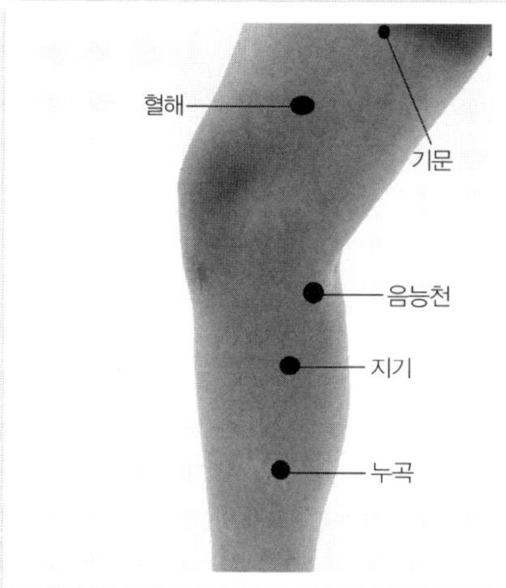

⑨ 음능천(陰陵泉)

위치 경골 내측 과(踝)의 뒷쪽 아래 오목한 곳

주치 복부팽만, 설사, 수종, 황달, 배뇨장애, 슬관절 통증

주의 직자 1~2촌, 뜸 가능

⑩ 혈해(血海)

위치 무릎굴곡시 대퇴내측, 무릎가장자리에서 위로 2촌, 대퇴사두근 내측부에서 불룩 튀어 나온 곳(환자의 무릎을 90도로 굽혀 앉힌 뒤 시술자의 왼손을 환자의 오른쪽 무릎에 놓는다. 이때 2-5번째 손가락은 상부로 가도록 하고, 엄지 손가락은 45도 각도로 내측으로 가게 한다. 이때 엄지손가락의 앞부분이 혈해혈이다.)

주치 생리불순, 자궁기능성 출혈, 폐경, 습진, 두드러기

주의 직자 0.8~1촌, 뜸 가능

⑪ 기문(箕門)

위치 혈해혈과 충문혈의 연결선상, 혈해에서 상부로 6촌

주치 배뇨장애, 유뇨증

주의 직자 0.3~0.5촌, 뜸 가능, 동맥은 피할 것

⑫ 충문(衝門)

위치 서혜부 외측, 치골결합에서 옆으로 3.5촌, 동맥 박동부위의 외측

주 치 복통, 탈장, 자궁기능성 출혈, 대하증

주 의 직자 0.5~0.7촌, 뜸 가능, 동맥은 피할 것

⑬ 부사(府舍)

위 치 충문혈에서 위로 0.7촌, 정중앙에서 옆으로 4촌

주 치 복통, 탈장, 적취

주 의 직자 0.5~1촌, 뜸 가능

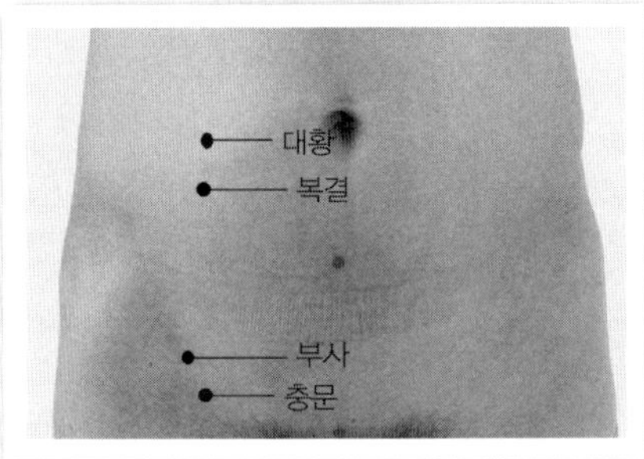

⑭ 복결(腹結)

위 치 부사혈에서 위로 3촌, 대횡혈에서 아래로 1.3촌, 정중앙에서 옆으로 4촌

주 치 복통, 설사, 탈장

주 의 직자 0.5~1촌, 뜸 가능

⑮ 대횡(大橫)

위 치 배꼽 옆으로 4촌

주 치 설사, 변비, 복통, 사지경련, 이질, 장염

주 의 직자 1~1.5촌, 뜸 가능

⑯ 복애(腹哀)

위 치 대횡혈에서 위로 3촌, 정중앙에서 옆으로 4촌

주 치 소화불량, 복통, 변비, 이질

주 의 직자 1~1.5촌, 뜸 가능

⑰ 식두(食竇)

위 치 제 4-5번 늑골사이, 정중앙에서 옆으로 6촌

주치 흉부·옆구리 통증, 트림, 복부팽만, 부종

주의 사자 혹은 평자 0.5~0.8촌

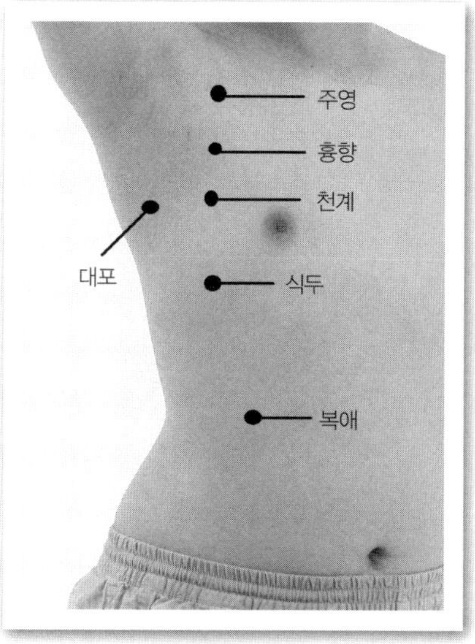

⑱ 천계(天溪)

위치 제 3-4번 늑골사이, 정중앙에서 옆으로 6촌

주치 흉부·옆구리 통증, 기침, 유선염

주의 사자 혹은 평자 0.5~0.8촌

⑲ 흉향(胸鄕)

위치 제 2-3번 늑골사이, 정중앙에서 옆으로 6촌

주치 흉부·옆구리 통증

주의 사자 혹은 평자 0.5~0.8촌

⑳ 주영(周榮)

위치 제 1-2번 늑골사이, 정중앙에서 옆으로 6촌

주치 흉부·옆구리 통증, 기침

주의 사자 혹은 평자 0.5~0.8촌

㉑ 대포(大包)

위치 겨드랑이 중앙선에서 제 5-6번 늑골 사이

주 치 흉부통증, 천식, 사지무력, 전신통증, 방광마비

주 의 사자 혹은 평자 0.5~0.8촌

5. 수소음 심경(手少陰 心經)

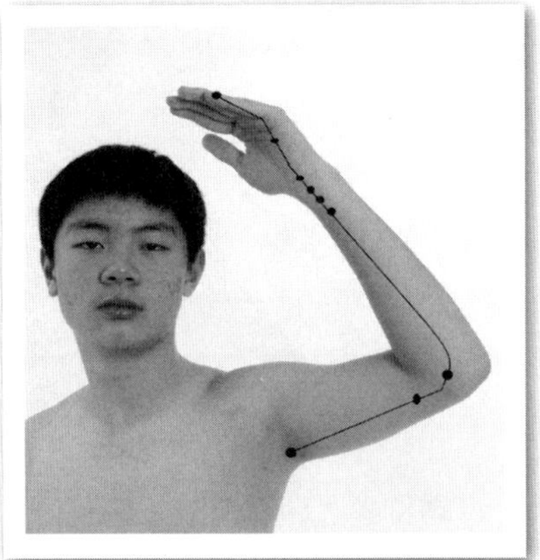

(1) **경맥순환:** 심중(心中)에서 시작하여 횡격막과 소장을 돌아서 인후부와 눈을 연결한 후 액와로 들어간다. 액와에서 상완 내측면의 척골측을 따라 아래로 내려가서 새끼 손가락에서 중지한다.

(2) **치료질병:** 심장통증, 인후부 건조, 구강건조, 안구황색, 옆구리 통증, 상완의 내측통증

(3) **경혈해설**

① 극천(極泉)

위 치 액와 부위의 정중앙, 액와동맥 박동부위

주 치 심장통, 인후부 건조, 옆구리 통증, 임파선 결핵, 견부통증

주 의 직자 혹은 사자 0.3~0.5촌, 동맥을 피할 것

② 청령(青靈)

위 치 소해혈과 극천혈의 연결선상, 소해혈에서 위쪽으로 3촌

주 치 안구황색, 옆구리 통증

주 의 직자 0.3~0.5촌, 뜸 가능

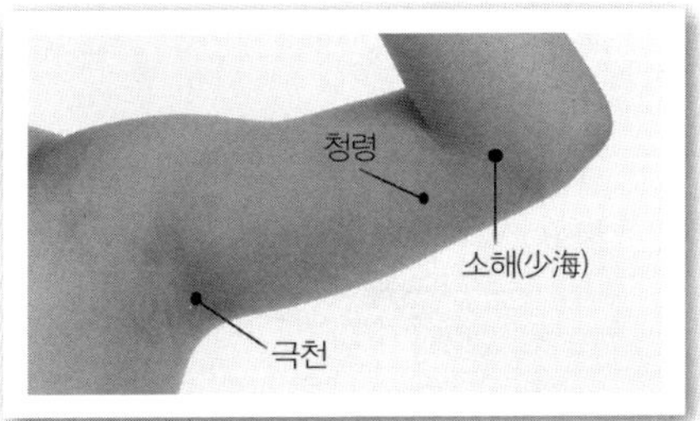

③ 소해(少海)

위치 팔꿈치를 90도로 굴곡했을 때 팔꿈치 내측 주름과 상완골 내과(內踝) 사이의 중앙

주치 심장통, 상완부위 통증, 임파선 결핵, 두통, 옆구리 통증

주의 직자 0.5~1촌, 뜸 가능

④ 영도(靈道)

위치 손바닥측, 척골부위 손목 주름에서 위로 1.5촌, 척측수근굴건의 요골측(외측)

주치 심장통, 수족경련, 쉰 목소리, 상완·어깨부위 통증

주의 직자 0.3~0.5촌, 뜸 가능

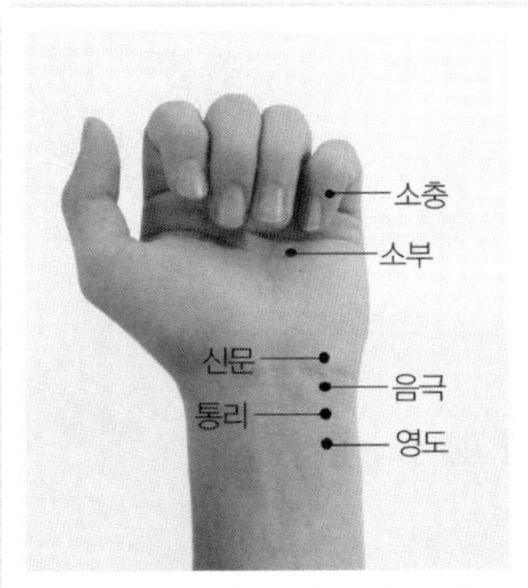

⑤ 통리(通里)

위치 손바닥측, 척골부위 손목 주름에서 위로 1촌, 척측수근굴건의 요골측(외측)

주 치 가슴두근거림, 쉰 목소리, 혀의 강직, 상완·어깨부위 통증

주 의 직자 0.3~0.5촌, 뜸 가능

⑥ 음극(陰郄)

위 치 손바닥측, 척골부위 손목 주름에서 위로 0.5촌, 척측수근굴건의 요골측(외측)

주 치 심장통, 가슴두근거림, 도한, 토혈, 쉰 목소리

주 의 직자 0.3~0.5촌, 뜸 가능

⑦ 신문(神門)

위 치 손바닥측, 척골부위 손목 주름부위, 척측수근굴건의 요골측(외측)

주 치 심장통, 가슴두근거림, 건망증, 불면증, 정신병, 흉부·옆구리 통증

주 의 직자 0.3~0.5촌, 뜸 가능

⑧ 소부(少府)

위 치 손바닥, 제 4-5번 중수골 사이, 주먹을 쥐었을 시 4번째 손톱 앞

주 치 흉부통증, 가슴 두근거림, 배뇨장애, 유뇨증, 생식기 가려움, 히스테리

주 의 직자 0.2~0.3촌, 뜸 가능

⑨ 소충(少衝)

위 치 새끼 손가락 요골측 손톱 기시점에서 상부로 0.1촌

주 치 흉부통증, 가슴 두근거림, 정신병, 혼수, 열병

주 의 사자 0.1촌, 사혈·뜸 가능

6. 수태양 소장경(手太陽 小腸經)

(1) **경맥순환:** 새끼 손가락에서 시작하여 손등의 척골측을 따라 상부로 올라간다. 쇄골의 상부에서 흉부로 들어가 심장, 식도, 위장을 지나 소장에 도착한 후 다시 상부로 올라가서 목을 지나 하악골 측면의 청궁혈에 들어간다.

(2) **치료질병:** 하복부 통증, 요추·척추·고환통증, 이농, 안구황색, 인후부 통증

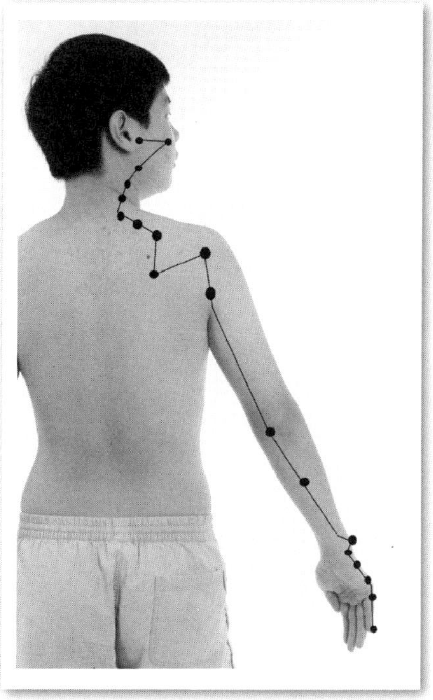

(3) 경혈설명

① 소택(少澤)

위 치 새끼 손가락 척골측 손톱 기시점에서 상부로 0.1촌

주 치 두통, 목예(目翳), 인후부 종통, 유선염, 모유결핍, 혼미, 열병

주 의 사자 0.1촌, 뜸·사혈 가능

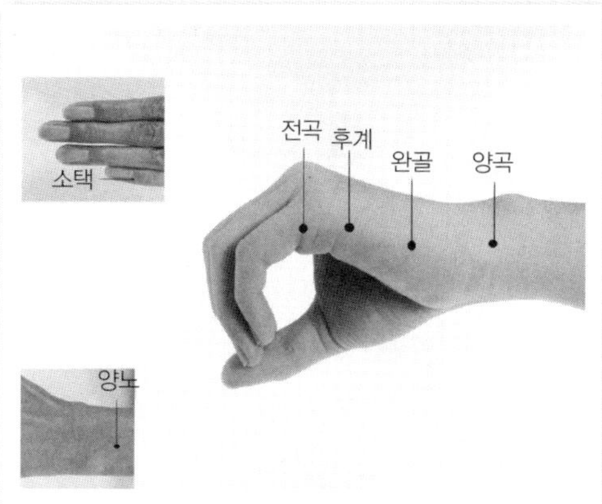

② 전곡(前谷)

위치 새끼 손가락 기절골 상부 척골측면, 손바닥과 손등의 경계부위

주치 두통, 목통, 이명, 인후부 종통, 모유부족, 열병

주의 직자 0.3~0.5촌, 뜸 가능

③ 후계(後溪)

위치 새끼 손가락 중수골 하부 척골측면, 손바닥과 손등의 경계부위

주치 경부강직, 안구충혈, 이농, 인후부 종통, 요배부 통증, 정신병, 이질, 손가락 반신불수, 도한, 황달

주의 직자 0.8~1촌, 뜸 가능

④ 완골(腕骨)

위치 후계혈에서 위로 1.5촌, 새끼 손가락 중수골 상단의 돌출부, 손바닥과 손등의 경계부위

주치 경부강직, 안구충혈, 이명, 황달, 열병, 이질, 손가락·팔목관절 운동장애

주의 직자 0.3~0.5촌, 뜸 가능

⑤ 양곡(陽谷)

위치 척골측 팔목관절의 주름부위, 척골두 바로 아래 오목한 곳

주치 두통, 이명, 이농, 열병, 정신병, 완관절통

주의 직자 0.3~0.5촌, 뜸 가능

⑥ 양노(養老)

주치 손바닥을 가슴에 놓았을 때 손목 관절 바로 위의 척골과 요골이 갈라지는 부위의 오목한 곳

주치 시력감퇴, 어깨, 등, 팔꿈치 등의 통증

주의 손바닥을 가슴에 놓고 팔꿈치 관절을 향하여 사자 0.5~0.8촌, 뜸 가능

⑦ 지정(支正)

위치 양곡혈과 소해혈 연결선상, 양곡혈에서 상부로 5촌

주치 두통, 어지러움, 열병, 정신병, 주관절통증

주 의 직자 혹은 사자 0.5~0.8촌, 뜸 가능

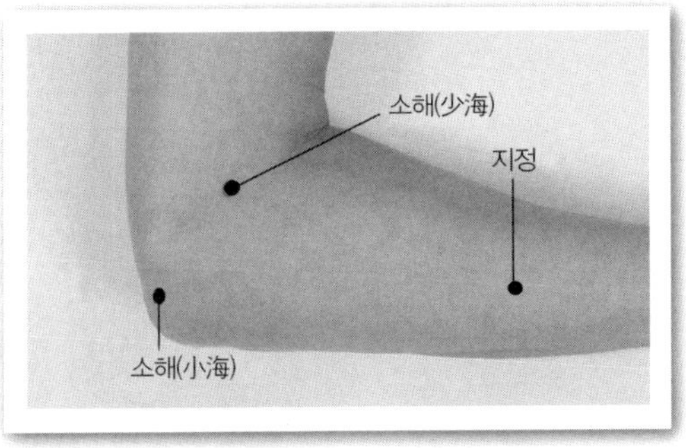

⑧ 소해(小海)

위 치 팔꿈치 관절 굴곡시 상완골 내과(內踝)와 주두돌기 사이의 오목한 부위

주 치 주관절 통증, 두통, 이명, 정신병

주 의 직자 0.3~0.5촌, 뜸 가능

⑨ 견정(肩貞)

위 치 겨드랑이 뒷 부위 주름에서 위로 1촌

주 치 견갑골 통증, 상체마비, 이명, 이농

주 의 직자 0.5~1촌, 뜸 가능

⑩ 노수(臑俞)

위 치 겨드랑이 뒷 부위 주름의 상부, 견갑극 아래 오목한 곳

주 치 견비통, 임파선 결핵

주 의 직자 0.5~1촌, 뜸 가능

⑪ 천종(天宗)

위 치 견갑극 아래 정중앙의 오목한 곳, 흉추 4번 높이

주 치 견갑부 통증, 기침, 유선염

주 의 직자 0.5~1촌, 뜸 가능

⑫ 병풍(秉風)

위 치 천종혈의 윗부분, 견갑극의 바로 윗부분 오목한 곳, 팔을 들면 오목하게 들어감

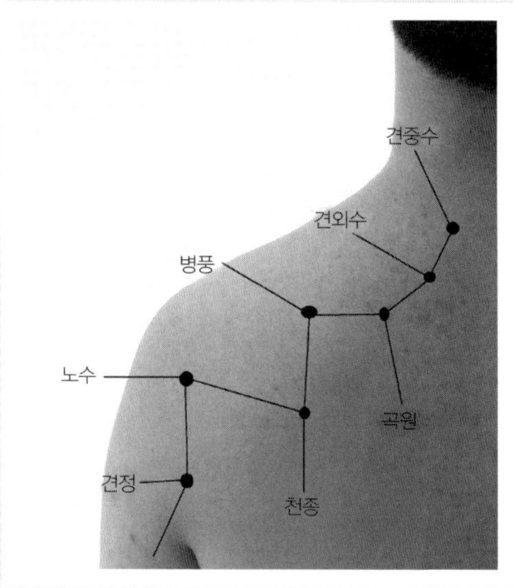

주치 견갑부 통증, 상체 마비

주의 직자 혹은 사자 0.5~1촌, 뜸 가능

⑬ 곡원(曲垣)

위치 견갑부, 견갑극 내측의 오목한 곳, 노수혈과 제 2번 흉추의 연결선에서 중앙

주치 견갑부위 통증

주의 직자 혹은 사자 0.5~1촌, 뜸 가능

⑭ 견외수(肩外俞)

위치 제 1번 흉추 극돌기 아래에서 옆으로 3촌

주치 견배부 통증, 경추통증, 상지 냉통

주의 사자 0.3~0.5촌, 뜸 가능

⑮ 견중수(肩中俞)

위치 제 7번 경추 극돌기 아래에서 옆으로 2촌

주치 기침, 천식, 견배부 통증

주의 사자 0.3~0.5촌, 뜸 가능

⑯ 천창(天窓)

위치 갑상선 연골의 수평선, 경추의 측면, 흉쇄유돌근 후측, 부돌혈 뒷쪽

주치 이명, 이농, 인후부 통증, 경추부위 통증

주의 직자 0.3~0.5촌, 뜸 가능

⑰ 천용(天容)

위치 하악각 뒷쪽, 흉쇄유돌근 앞쪽

주치 이명, 이농(耳聾), 인후부 통증, 경추부위 통증

주의 직자 0.3~0.5촌, 뜸 가능

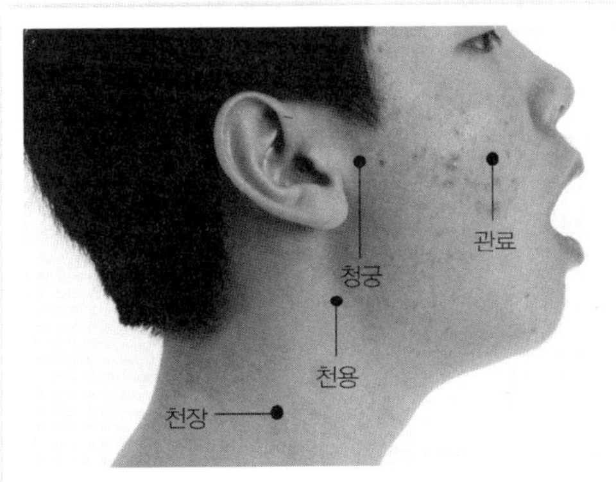

⑱ 관료(顴髎)

위치 눈꼬리 아래, 관골 아래 오목한 곳

주치 구안와사, 눈꺼풀 경련, 삼차신경통

주의 직자 0.2~0.3촌, 뜸 가능

⑲ 청궁(聽宮)

위치 귓구멍 바로 앞쪽, 하악관절 부위, 입을 벌리면 구멍이 생김

주치 이명, 이농(耳聾), 치통, 실어증, 정신병, 오십견

주의 입을 벌린 상태에서 직자 1~1.5촌, 뜸 가능

7. 족태양 방광경(足太陽 膀胱經)

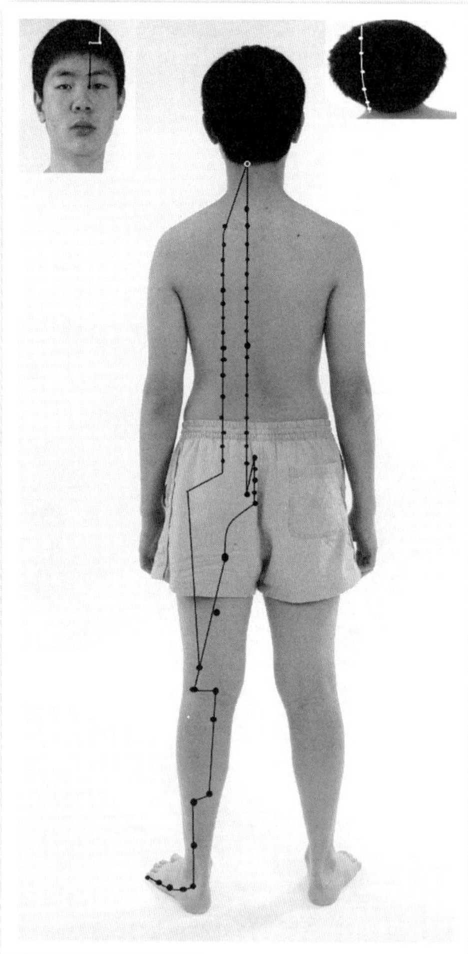

(1) **경맥순환:** 안구의 내측에서 시작하여 위로 올라가서 후두부로 내려와 경추, 흉추, 요추를 따라 내려가다 신장과 방광을 연결하고, 슬관절까지 내려갔다가 다시 흉추로 올라와서 내려간다. 종아리를 지나 발의 외측면 새끼 발가락 끝에서 중지한다.

(2) **치료질병:** 배뇨장애, 유뇨증, 정신병, 눈물, 코막힘, 코피, 두통·경추·요추·사지의 통증

(3) 경혈설명

① 정명(睛明)

위 치 내측 눈꼬리에서 내측으로 0.1촌

주 치 안구부종·통증, 눈물, 시력감퇴, 어지러움, 근시, 야맹증, 색맹

주 의 시술시 환자의 눈을 감기고, 안구를 반대편으로 민 다음 서서히 자침한다. 자침 깊이는 0.3~0.5촌이고, 자침 후 보사를 하지 않고, 뜸은 금지한다.

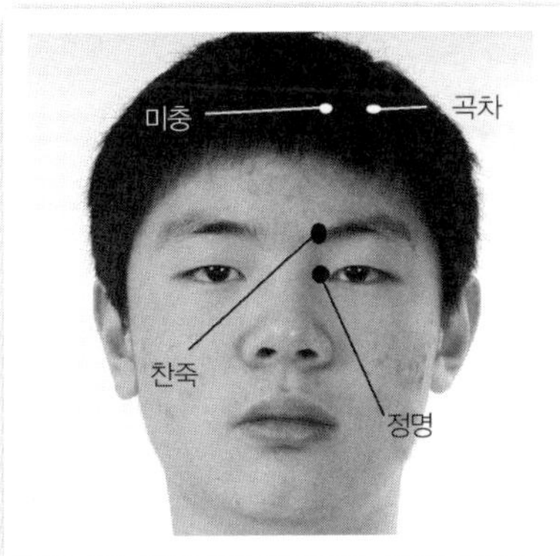

② 찬죽(攢竹)

위 치 눈썹 시작 지점의 오목한 곳

주 치 두통, 구안와사, 시력감퇴, 눈물, 안구부종·통증, 눈꺼풀 경련

주 의 직자 0.3~0.5촌, 뜸 불가

③ 미충(眉衝)

위 치 찬죽에서 직상 방향, 두발난 곳에서 위로 0.5촌, 신정혈(독맥경: 이마 정중앙, 두발난 곳에서 위로 0.5촌)과 곡차혈의 중간

주 치 두통, 어지러움, 코막힘, 정신병

주 의 평자 0.3~0.5촌, 뜸 가능

④ 곡차(曲差)

위 치 신정혈에서 옆으로 1.5촌, 신정혈과 두유혈(위경: 이마 정중앙에 옆으로 4.5촌, 두발난 곳에서 위로 0.5촌)의 연결선상에서 내측 1/3지점

주치 두통, 코막힘, 코피, 시력모호

주의 평자 0.3~0.5촌

⑤ 오처(五處)

위치 곡차혈에서 위로 0.5촌, 정중앙에서 옆으로 1.5촌

주치 두통, 어지러움, 정신병

주의 평자 0.3~0.5촌

⑥ 승광(承光)

위치 오처혈에서 상부로 1.5촌

주치 두통, 어지러움, 코막힘, 열병

주의 평자 0.3~.5촌

⑦ 통천(通天)

위치 승광혈에서 상부로 1.5촌

주치 두통, 어지러움, 코막힘, 코피, 축농증

주의 평자 0.3~0.5촌

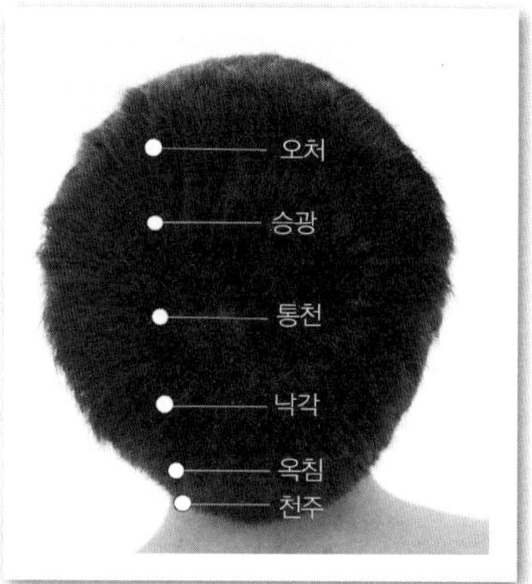

⑧ 낙각(絡却)

위치 통천혈에서 상부로 1.5촌

주치 두통, 시력모호, 이명, 정신병

주의 평자 0.3~0.5촌

⑨ 옥침(玉枕)

위치 뒷머리 두발 난 곳에서 위로 2.5촌, 정중앙에서 옆으로 1.3촌

주치 후두부 통증, 안구통증, 코막힘

주의 평자 0.3~0.5촌

⑩ 천주(天柱)

위치 뒷머리 두발 난 곳에서 위로 0.5촌, 옆으로 1.3촌, 승모근의 외측 오목한 곳

주치 두통, 경부 강직, 코막힘, 정신병, 어깨통증, 열병

주의 직자 혹은 사자 0.5~0.8촌, 절대 내부를 향해 깊게 자침해서는 안됨

⑪ 대저(大杼)

위치 제 1번 흉추 극돌기 아래, 옆으로 1.5촌

주치 기침, 발열, 경부강직, 어깨·배부 통증, 요통, 슬관절 굴신장애

주의 사자 0.5~0.8촌, 뜸 가능

⑫ 풍문(風門)

위치 제 2번 흉추 극돌기 아래, 옆으로 1.5촌

주치 감기, 기침, 발열두통, 경추강직, 어깨·배부 통증

주의 사자 0.5~0.8촌, 뜸 가능

⑬ 폐수(肺俞)

위치 제 3번 흉추 극돌기 아래, 옆으로 1.5촌, 견갑극 수평선

주치 기침, 천식, 토혈, 도한(盜汗)

주의 사자 0.5~0.8촌, 뜸 가능

⑭ 궐음수(厥陰俞)

위치 제 4번 흉추 극돌기 아래, 옆으로 1.5촌

주치 기침, 심장통, 가슴답답함, 구토

주의 사자 0.5~0.8촌, 뜸 가능

⑮ 심수(心俞)

위치 제 5번 흉추 극돌기 아래, 옆으로 1.5촌

주치 심장통, 가슴두근거림, 기침, 토혈, 건망증, 불면증, 도한, 정신병

주의 사자 0.5~0.8촌, 뜸 가능

⑯ 독수(督兪)

위치 제 6번 흉추 극돌기 아래, 옆으로 1.5촌

주치 심장통, 가슴답답함, 복통, 한열(寒熱), 천식

주의 사자 0.5~0.8촌, 뜸 가능

⑰ 격수(膈兪)

위치 제 7번 흉추 극돌기 아래, 옆으로 1.5촌, 견갑골 하각의 수평선

주치 구토, 천식, 기침, 토혈, 도한

주의 사자 0.5~0.8촌, 뜸 가능

⑱ 간수(肝兪)

위치 제 9번 흉추 극돌기 아래, 옆으로 1.5촌

주치 황달, 옆구리 통증, 토혈, 안구충혈, 정신병, 척추통증

주의 사자 0.5~0.8촌, 뜸 가능

⑲ 담수(膽兪)

위치 제 10번 흉추 극돌기 아래, 옆으로 1.5촌

주치 황달, 입씀, 옆구리 통증, 폐결핵, 도한

주의 사자 0.5~0.8촌, 뜸 가능

⑳ 비수(脾兪)

위치 제 11번 흉추 극돌기 아래, 옆으로 1.5촌

주치 복부팽만, 황달, 구토, 설사, 이질, 혈변, 부종, 척추통증

주의 사자 0.5~0.8촌, 뜸 가능

㉑ 위수(胃兪)

위치 제 12번 흉추 극돌기 아래, 옆으로 1.5촌

주치 옆구리·가슴 통증, 상복부 통증, 구토, 복부팽만

주의 사자 0.5~0.8촌, 뜸 가능

㉒ 삼초수(三焦兪)

위치 제 1번 요추 극돌기 아래, 옆으로 1.5촌

주치 복부팽만, 구토, 설사, 이질, 부종, 요추 통증

주의 사자 0.5~1촌, 뜸 가능

㉓ 신수(腎兪)

위치 제 2번 요추 극돌기 아래, 옆으로 1.5촌

주치 요통, 성기능 장애, 생리통, 유뇨증, 유정, 대하증, 이명

주의 직자 0.5~1촌, 뜸 가능

㉔ 기해수(氣海兪)

위치 제 3번 요추 극돌기 아래, 옆으로 1.5촌

주치 복부팽만, 치질, 생리통, 요통

주의 직자 0.5~1촌, 뜸 가능

㉕ 대장수(大腸兪)

위치 제 4번 요추 극돌기 아래, 옆으로 1.5촌, 골반뼈 최고 높은 곳의 수평선

주치 요통, 복부팽만, 설사, 변비

주의 직자 0.5~1촌, 뜸 가능

㉖ 관원수(關元兪)

위치 제 5번 요추 극돌기 아래, 옆으로 1.5촌

주치 요통, 복부팽만, 설사, 빈뇨, 배뇨장애

주의 직자 0.5~1촌, 뜸 가능

㉗ 소장수(小腸兪)

위치 제 1번 천골 극돌기 아래, 옆으로 1.5촌

주치 복통, 설사, 이질, 유뇨증, 혈뇨, 이질, 유정, 백대하, 요통

주의 직자 0.5~1촌, 뜸 가능

㉘ 방광수(膀胱兪)

위치 제 2번 천골 극돌기 아래, 옆으로 1.5촌

주치 배뇨장애, 유뇨증 설사, 변비, 요통

주의 직자 혹은 사자 0.5~1촌, 뜸 가능

㉙ 중려수(中膂兪)

위치 제 3번 천골 극돌기 아래, 옆으로 1.5촌

주치 설사, 탈장, 요통

주의 직자 0.5~1촌, 뜸 가능

㉚ 백환수(白環兪)

위치 제 4번 천골 극돌기 아래, 옆으로 1.5촌

주치 유뇨증, 탈장, 유정, 생리불순, 백대하, 요통

주의 직자 0.5~1촌, 뜸 가능

㉛ 상료(上髎)

위치 제 1번 천골공

주치 대·소변장애, 생리불순, 대하, 유정, 성기능장애, 요통

주의 직자 1~1.5촌, 뜸 가능

㉜ 차료(次髎)

위치 제 2번 천골공

주치 배뇨장애, 생리불순, 탈장, 대하, 유정, 요통, 하체마비

주의 직자 1~1.5촌, 뜸 가능

㉝ 중료(中髎)

위치 제 3번 천골공

주치 변비, 설사, 배뇨장애, 생리불순, 대하, 요통

주의 직자 1~1.5촌, 뜸 가능

㉞ 하료(下髎)

위치 제 4번 천골공

주치 복통, 변비, 배뇨장애, 대하증, 요통

주의 직자 1~1.5촌, 뜸 가능

㉟ 회양(會陽)

위치 꼬리뼈 옆으로 0.5촌

주치 설사, 혈변, 치질, 성기능장애, 대하증

주의 직자 1~1.5촌, 뜸 가능

㊱ 승부(承扶)

위치 뒷쪽 엉덩이 대둔근 하부 횡문 주름의 중앙

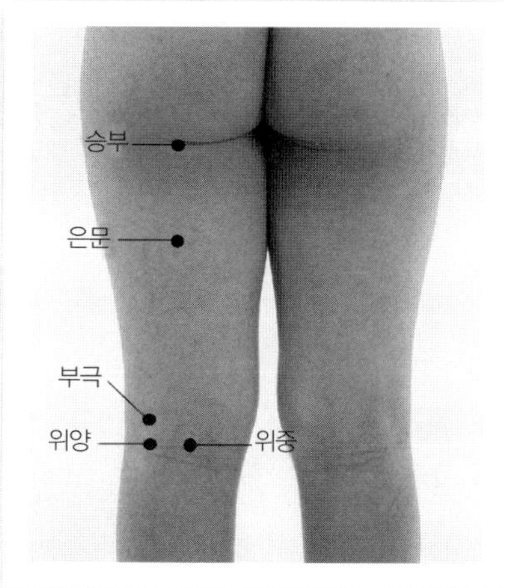

주치 요통, 치질

주의 직자 1~2촌, 뜸 가능

㊲ 은문(殷門)

위치 승부혈과 위중혈의 연결선상, 승부혈에서 아래로 6촌

주치 요통, 하체마비

주의 직자 1~2촌, 뜸 가능

㊳ 부극(浮郄)

위치 위양혈에서 위로 1촌, 대퇴이두근 힘줄의 내측

주치 변비, 하체 뒷면의 통증·마비

주의 직자 1~2촌, 뜸 가능

㊴ 위양(委陽)

위치 무릎 뒷 주름 바깥부위, 대퇴이두근 힘줄의 내측

주치 복부팽만, 배뇨장애, 요통, 대퇴부 통증

주의 직자 1~2촌, 뜸 가능

㊵ 위중(委中)

위치 무릎 뒷 주름의 정중앙

주치 요통, 하체마비·위축, 복통, 토사, 배뇨장애, 유뇨증

주의 직자 1~2촌, 사혈·뜸 가능

㊶ 부분(附分)

위치 제 2번 흉추 극돌기 아래, 정중앙에서 옆으로 3촌

주치 경· 흉추 부위 통증, 상완마비

주의 사자 0.5~0.8촌, 뜸 가능

㊷ 백호(魄戶)

위치 제 3번 흉추 극돌기 아래, 정중앙에서 옆으로 3촌

주치 기침, 천식, 경추·어깨 통증

주의 사자 0.5~0.8촌, 뜸 가능

㊸ 고황(膏肓)

위치 제 4번 흉추 극돌기 아래, 정중앙에서 옆으로 3촌

주치 기침, 천식, 건망증, 유정, 소화불량

주의 사자 0.5~0.8촌, 뜸 가능

㊹ 신당(神堂)

위치 제 5번 흉추 극돌기 아래, 정중앙에서 옆으로 3촌

주치 기침, 천식, 가슴답답함, 척추통증

주의 사자 0.5~0.8촌, 뜸 가능

㊺ 의희(譩譆)

위치 제 6번 흉추 극돌기 아래, 정중앙에서 옆으로 3촌

주치 기침, 천식, 이질, 열병, 척추통증

주의 사자 0.5~0.8촌, 뜸 가능

㊻ 격관(膈關)

위치 제 7번 흉추 극돌기 아래, 정중앙에서 옆으로 3촌

주치 가슴답답함, 트림, 구토, 척추통증

주의 사자 0.5~0.8촌, 뜸 가능

㊼ 혼문(魂門)

위치 제 9번 흉추 극돌기 아래, 정중앙에서 옆으로 3촌

주치 가슴·옆구리 통증, 구토, 설사, 척추통증

주의 사자 0.5~0.8촌, 뜸 가능

⑱ 양강(陽綱)

위치 제 10번 흉추 극돌기 아래, 정중앙에서 옆으로 3촌

주치 복통, 설사, 황달, 소갈증

주의 사자 0.5~0.8촌, 뜸 가능

㊾ 의사(意舍)

위치 제 11번 흉추 극돌기 아래, 정중앙에서 옆으로 3촌

주치 복부팽만, 구토, 설사

주의 사자 0.5~0.8촌, 뜸 가능

㊿ 위창(胃倉)

위치 제 12번 흉추 극돌기 아래, 정중앙에서 옆으로 3촌

주치 상복부 통증, 복부팽만, 부종, 척추통증

주의 사자 0.5~0.8촌, 뜸 가능

51 황문(肓門)

위치 제 1번 요추 극돌기 아래, 정중앙에서 옆으로 3촌

주치 복통, 변비, 유방질환

주의 사자 0.5~0.8촌, 뜸 가능

52 지실(志室)

위치 제 2번 요추 극돌기 아래, 정중앙에서 옆으로 3촌

주치 유정, 성기능장애, 배뇨장애, 수종, 요통

주의 사자 0.5~0.8촌, 뜸 가능

53 포황(胞肓)

위치 제 2번 천골공 수평선, 정중앙에서 옆으로 3촌

주치 복부팽만, 변비, 전립선 비대, 요통

주의 직자 1~1.5촌, 뜸 가능

54 질변(秩邊)

위치 제 4번 천골공 수평선, 정중앙에서 옆으로 3촌

주치 배뇨장애, 변비, 이질, 요통, 하체마비

주의 직자 1~1.5촌, 뜸 가능

⑮ 합양(合陽)

위치 위중혈에서 아래로 2촌

주치 요통, 하체위축, 자궁기능성 출혈

주의 직자 1~1.5촌, 뜸 가능

⑯ 승근(承筋)

위치 합양혈과 승산혈의 연결선상에서 중간지점

주치 이질, 요통

주의 직자 1~1.5촌, 뜸 가능

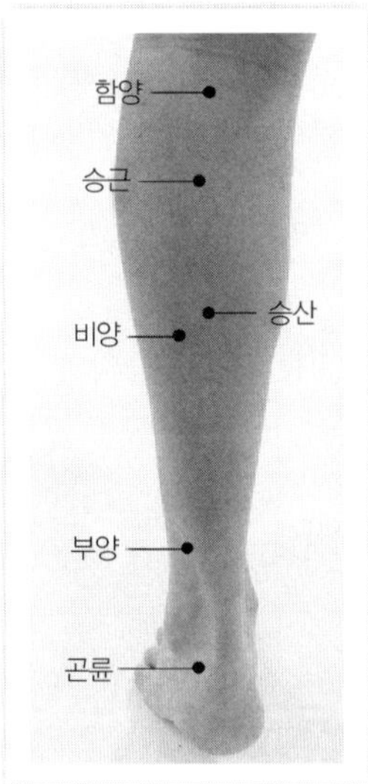

⑰ 승산(承山)

위치 비복근 양측이 갈라지는 곳의 오목한 곳

주치 이질, 변비, 요통, 각기병

주의 직자 1~1.5촌, 뜸 가능

⑱ 비양(飛揚)

위치 곤륜혈에서 직상방으로 7촌, 승산혈의 외측, 아래측

주치 두통, 어지러움, 코피, 요통, 치질

주의 직자 1~1.5촌, 뜸 가능

⑲ 부양(趺陽)

위치 곤륜혈에서 직상방향으로 3촌

주치 두통, 요통, 하체위축, 발목관절 종통(腫痛)

주의 직자 1~1.5촌, 뜸 가능

⑳ 곤륜(昆侖)

위치 외측 복숭아뼈의 최고 높은 곳과 아킬레스건 사이의 오목한 곳

주치 두통, 경부강직, 어지러움, 코피, 정신병, 난산, 요통, 족부통증

주의 직자 0.5~0.8촌, 뜸 가능

㉑ 복삼(僕參)

위치 곤륜혈의 직하방, 발바닥과 발등의 경계부위, 종골 외측면의 중앙

주치 하지위축, 종골통증, 정신병

주의 직자 0.3~0.5촌, 뜸 가능

㉒ 신맥(申脈)

위치 외측 복숭아뼈의 최고 높은 곳 바로 아래 오목한 곳

주치 두통, 어지러움, 정신병, 요통, 안구충혈, 불면증

주의 직자 0.3~0.5촌, 뜸 가능

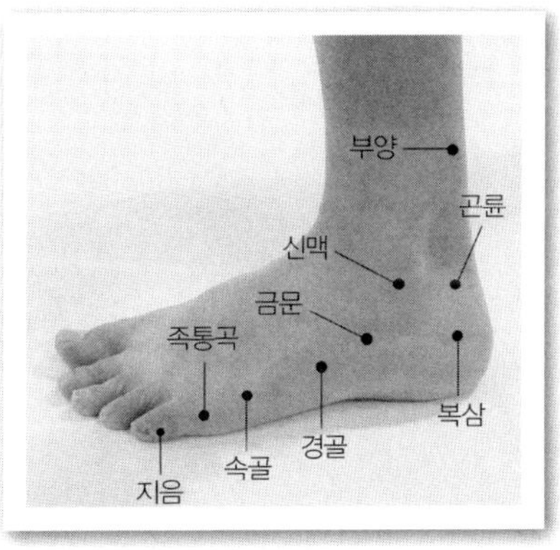

㉓ 금문(金門)

위치 신맥혈과 경골혈의 연결선상에서 중앙, 입방골의 바로 아래

주치 두통, 정신병, 소아경기, 요통, 하체위축, 발목관절 통증

주의 직자 0.3~0.5촌, 뜸 가능

⑭ 경골(京骨)

위치 새끼 발가락 외측면, 중족골의 상단부 외측면, 발바닥과 발등의 경계부위

주치 두통, 요통, 경추강직, 목예(目瞖), 간질병

주의 직자 0.3~0.5촌, 뜸 가능

⑮ 속골(束骨)

위치 새끼 발가락 외측면, 중족골의 하단부 외측면, 발바닥과 발등의 경계부위

주치 두통, 요통, 경추강직, 간질병

주의 직자 0.3~0.5촌, 뜸 가능

⑯ 족통곡(足通谷)

위치 새끼 발가락 외측면, 중절골의 상단부 외측면, 발바닥과 발등의 경계부위

주치 두통, 어지러움, 경추강직, 코피, 간질병

주의 직자 0.3~0.5촌, 뜸 가능

⑰ 지음(至陰)

위치 새끼 발가락 발톱의 기시점에서 상부로 0.1촌

주치 두통, 안구통증, 코막힘, 코피, 태아위치 비정상, 난산

주의 직자 0.1촌, 뜸 가능

8. 족소음 신경(足少陰 腎經)

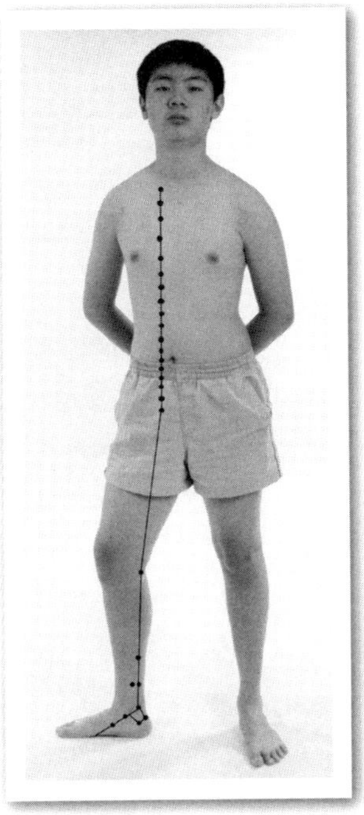

(1) **경맥순환:** 발바닥에서 시작하여 내측 경골뼈의 후연을 따라 상부로 올라간다. 대퇴를 지나 복부에서 방광을 연결하고, 신장, 간, 횡격막을 통과하여 폐에 들어가서 인후부를 지나 설근(舌根)에 들어간다.

(2) **치료질병:** 각혈, 천식, 인후부 통증, 수종, 변비, 설사, 복통, 하체무력, 요통

(3) **경혈해설**

① 용천(涌泉)

위치 발바닥, 제 2–3번 중족골 하단부 사이

주치 두통, 혼수, 불면증, 어지러움, 인후부 통증, 실어증, 변비, 배뇨장애, 소아경기, 정신병, 구토, 요통, 황달

주의 직자 0.5~0.8촌, 뜸 가능

② 연곡(然谷)

위치 발의 내측부, 제 1설상골과 주상골의 사이, 발바닥과 발등의 경계부위

주 치 생리불순, 성기능장애, 유정, 백대하, 공포감

주 의 직자 0.5~0.8촌, 뜸 가능

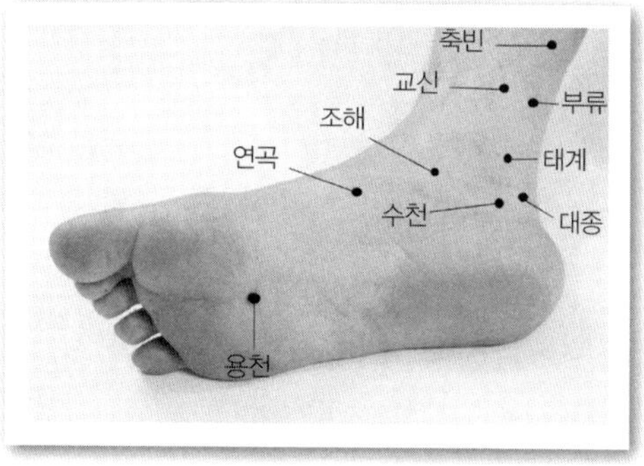

③ 태계(太溪)

위 치 발 내측 복숭아 뼈와 아킬레스건 사이의 오목한 곳.

주 치 생리불순, 생리통, 성기능장애, 유정, 빈뇨, 불면증, 건망증, 이명, 치통, 인후부 통증, 심장통, 천식, 각혈, 종골통, 소갈증

주 의 직자 0.5~0.8촌, 뜸 가능

④ 대종(大鍾)

위 치 태계에서 후하방으로 0.5촌, 내측 아킬레스건 부착지점의 오목한 곳

주 치 전립선비대, 유뇨증, 변비, 각혈, 천식, 치매, 종골통증

주 의 직자 0.3~0.5촌, 뜸 가능

⑤ 수천(水泉)

위 치 태계에서 직하방 1촌

주 치 생리불순, 생리통, 폐경, 배뇨장애

주 의 직자 0.3~0.5촌, 뜸 가능

⑥ 조해(照海)

위 치 내측 발목 복숭아뼈의 바로 아래 오목한 곳

주 치 생리불순, 대하증, 빈뇨, 전립선비대, 변비, 불면증, 인후부 건조, 정신병

주 의 직자 0.3~0.5촌, 뜸 가능

⑦ 복류(復溜: 부류라도 함)

위치 태계혈에서 직상방으로 2촌

주치 수종, 복부팽만, 설사, 도한, 하지위축

주의 직자 0.5~1촌, 뜸 가능

⑧ 교신(交信)

위치 복류혈에서 앞쪽으로 약 0.5촌

주치 생리불순, 기능성 자궁출혈, 탈장, 설사, 변비

주의 직자 0.5~1촌, 뜸 가능

⑨ 축빈(筑賓)

위치 태계와 음곡의 연결선상, 태계혈에서 직상방으로 5촌

주치 정신병, 탈장, 구토, 하복부 통증

주의 직자 1~1.5촌, 뜸 가능

⑩ 음곡(陰谷)

위치 무릎을 굴곡했을 시, 무릎 뒷측의 내측, 반건양근건과 반막양근건의 사이

주치 성기능 장애, 탈장, 배뇨장애, 슬관절 통증

주의 직자 0.5~1촌, 뜸 가능

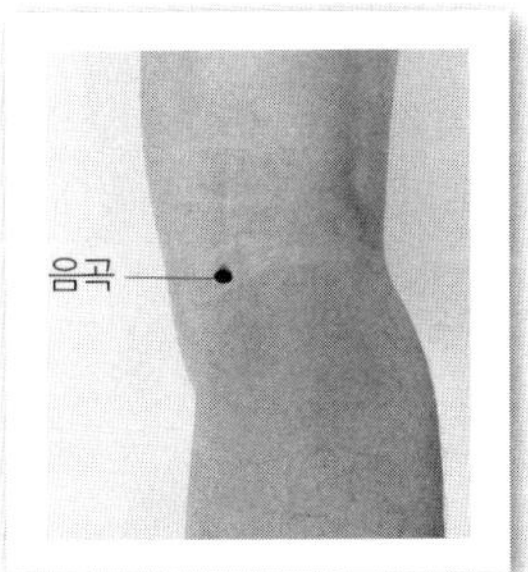

⑪ 횡골(橫骨)

위치 배꼽아래 5촌, 정중앙에서 옆으로 0.5촌

주치 하복부 팽만, 배뇨장애, 유뇨증, 유정, 성기능 장애

주의 직자 1~1.5촌, 뜸 가능

⑫ 대혁(大赫)

위치 배꼽아래 4촌, 정중앙에서 옆으로 0.5촌

주치 유정, 성기능 장애, 대하증

주의 직자 1~1.5촌, 뜸 가능

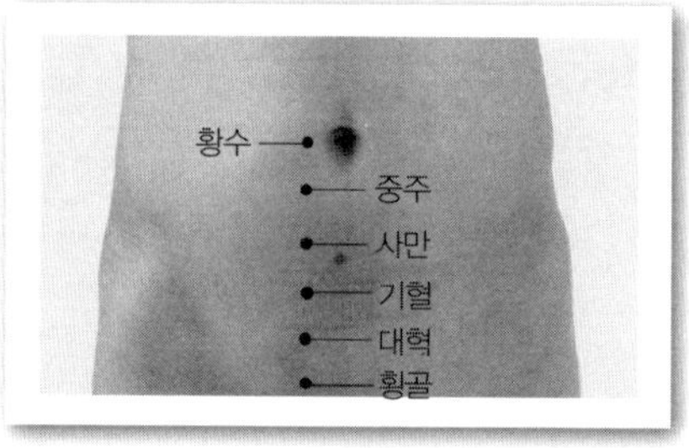

⑬ 기혈(氣穴)

위치 배꼽아래 3촌, 정중앙에서 옆으로 0.5촌

주치 생리불순, 대하, 배뇨장애, 설사

주의 직자 1~1.5촌, 뜸 가능

⑭ 사만(四滿)

위치 배꼽아래 2촌, 정중앙에서 옆으로 0.5촌

주치 생리불순, 대하증, 유뇨증, 유정, 탈장, 변비, 복통, 수종

주의 직자 1~1.5촌, 뜸 가능

⑮ 중주(中注)

위치 배꼽아래 1촌, 정중앙에서 옆으로 0.5촌

주치 생리불순, 복통, 변비, 설사

주의 직자 1~1.5촌, 뜸 가능

⑯ 황수(肓兪)

위치 배꼽옆 0.5촌

주치 복통, 복부팽만, 구토, 변비, 설사

주의 직자 1~1.5촌, 뜸 가능

⑰ 상곡(商曲)

위치 배꼽에서 위로 2촌, 정중앙에서 옆으로 0.5촌

주치 복통, 설사, 변비

주의 직자 1~1.5촌, 뜸 가능

⑱ 석관(石關)

위치 배꼽에서 위로 3촌, 정중앙에서 옆으로 0.5촌

주치 복통, 변비, 구토, 불임증

주의 직자 1~1.5촌, 뜸 가능

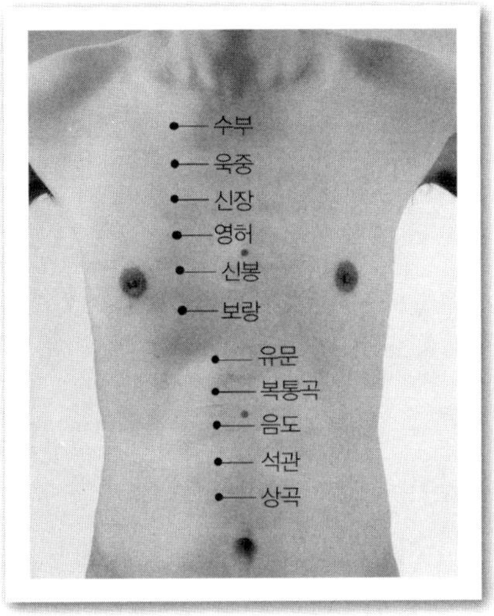

⑲ 음도(陰都)

위치 배꼽에서 위로 4촌, 정중앙에서 옆으로 0.5촌

주치 복부팽만, 복통, 변비, 불임증

주의 직자 1~1.5촌, 뜸 가능

⑳ 복통곡(腹通谷)

위치 배꼽에서 위로 5촌, 정중앙에서 옆으로 0.5촌

주치 복부팽만, 복통, 구토

주의 직자 0.5~1촌, 뜸 가능

㉑ 유문(幽門)

위치 배꼽에서 위로 6촌, 정중앙에서 옆으로 0.5촌

주치 복부팽만, 복통, 구토, 설사

주 의 직자 0.5~1촌, 뜸 가능

㉒ 보랑(步廊)

위 치 제 5번 늑골 아래, 정중앙에서 옆으로 2촌

주 치 기침, 천식, 흉부·옆구리 팽만, 구토

주 의 사자 혹은 평자 0.5~0.8촌, 뜸 가능

㉓ 신봉(神封)

위 치 제 4번 늑골 아래, 정중앙에서 옆으로 2촌

주 치 기침, 천식, 흉부·옆구리 팽만, 유선염

주 의 사자 혹은 평자 0.5~0.8촌, 뜸 가능

㉔ 영허(靈墟)

위 치 제 3번 늑골 아래, 정중앙에서 옆으로 2촌

주 치 기침, 천식, 흉통, 구토

주 의 사자 혹은 평자 0.5~0.8촌, 뜸 가능

㉕ 신장(神藏)

위 치 제 2번 늑골 아래, 정중앙에서 옆으로 2촌

주 치 기침, 천식, 흉통, 구토

주 의 사자 혹은 평자 0.5~0.8촌, 뜸 가능

㉖ 욱중(彧中)

위 치 제 1번 늑골 아래, 정중앙에서 옆으로 2촌

주 치 기침, 천식, 흉부·옆구리 팽만

주 의 사자 혹은 평자 0.5~0.8촌, 뜸 가능

㉗ 수부(兪府)

위 치 쇄골 아래, 정중앙에서 옆으로 2촌

주 치 기침, 천식, 흉통, 구토

주 의 사자 혹은 평자 0.5~0.8촌, 뜸 가능

9. 수궐음 심포경(手厥陰 心包經)

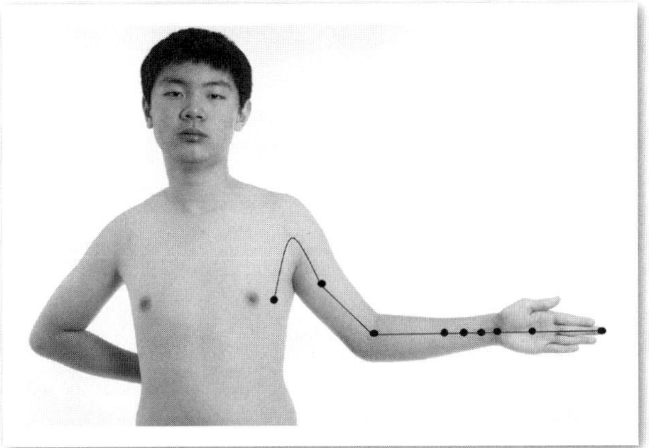

(1) **경맥순환:** 흉중(胸中)에서 시작하여 횡격막을 통과하면서 상초, 중초, 하초를 연결한다. 옆구리에서 나와 액와를 지나 상완의 내측 정중앙을 따라 내려가서 중지에서 끝난다.

(2) **치료질병:** 심장통, 가슴두근거림, 가슴답답함, 정신병, 액와 종대, 상완경련

(3) **경혈해설**

① 천지(天池)

위치 제 4번 늑골 아래, 유두의 외측 1촌

주치 기침, 천식, 가슴답답함, 임파선 결핵, 유선염

주의 사자 혹은 평자 0.3~0.5촌, 뜸 가능

② 천천(天泉)

위치 겨드랑이 주름에서 아래로 2촌, 상완이두근의 앞면 정중앙 장근과 단근의 사이

주치 심장통, 기침, 흉부·옆구리 팽만, 상완통증

주의 직자 1~1.5촌, 뜸 가능

③ 곡택(曲澤)

위치 팔꿈치 관절의 주름부위, 상완이두근건의 내측(척골측) 오목한 곳

주치 심장통, 가슴두근거림, 위통, 구토, 설사, 열병, 상완통증

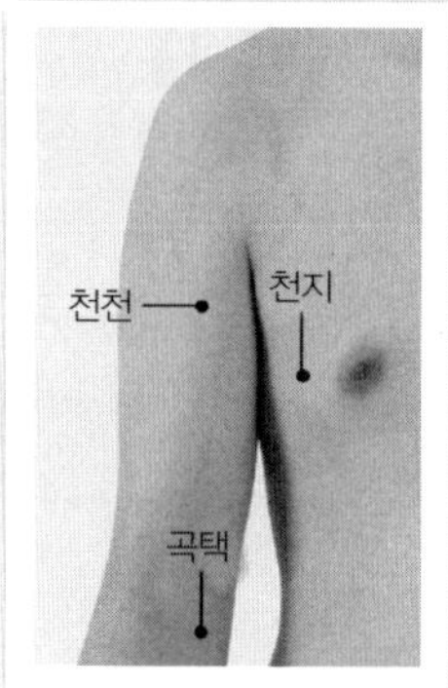

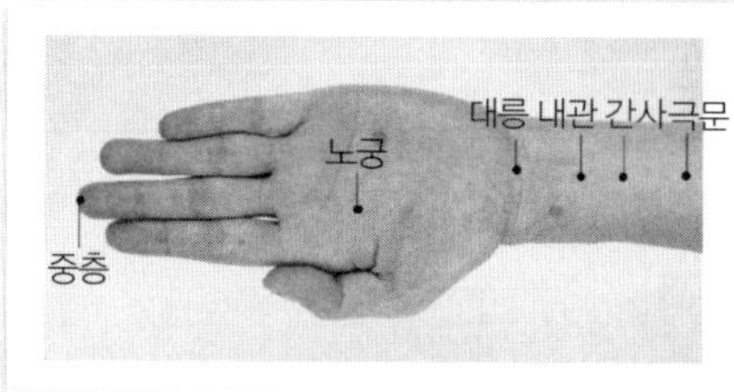

주의 직자 1~1.5촌, 사혈·뜸 가능

④ 극문(郄門)

위치 팔목주름에서 상부로 5촌, 장장근건과 완요근건 사이(정중앙 힘줄 사이)

주치 심장통, 가슴두근거림, 토혈, 각혈, 정신병

주의 직자 1~1.5촌, 뜸 가능

⑤ 간사(間使)

위치 손목주름에서 상부로 3촌, 장장근건과 완요근건 사이(정중앙 힘줄 사이)

주치 심장통, 가슴두근거림, 위통, 구토, 설사, 열병, 이질, 정신병

주의 직자 0.5~1촌, 뜸 가능

⑥ 내관(內關)

위치 손목주름에서 상부로 2촌, 장장근건과 완요근건 사이(정중앙 힘줄 사이)

주치 심장통, 가슴두근거림, 위통, 구토, 설사, 가슴답답함, 중풍, 불면증, 어지러움, 편두통, 열병, 상완통증

주의 직자 0.5~1촌, 뜸 가능

⑦ 대능(大陵)

위치 손목주름 정중앙 힘줄 사이 (장장근건과 완요근건 사이)

주치 심장통, 가슴두근거림, 위통, 구토, 설사, 정신병, 흉부·옆구리 통증

주의 직자 0.5~0.8촌, 뜸 가능

⑧ 노궁(勞宮)

위치 손바닥, 제 2-3번 중수골사이, 주먹쥐었을 시 중간 손가락의 손톱 바로 앞 부위

주치 심장통, 구토, 정신병, 구순염, 구취

주의 직자 0.3~ 0.5촌, 뜸 가능

⑨ 중충(中衝)

위치 중간 손가락의 말단부, 손톱 아래의 중앙

주치 심장통, 혼수, 혀의 강직, 열병, 더위먹음, 혼절, 소아 경기

주의 직자 0.1촌, 사혈·뜸 가능

10. 수소양 삼초경(手少陽 三焦經)

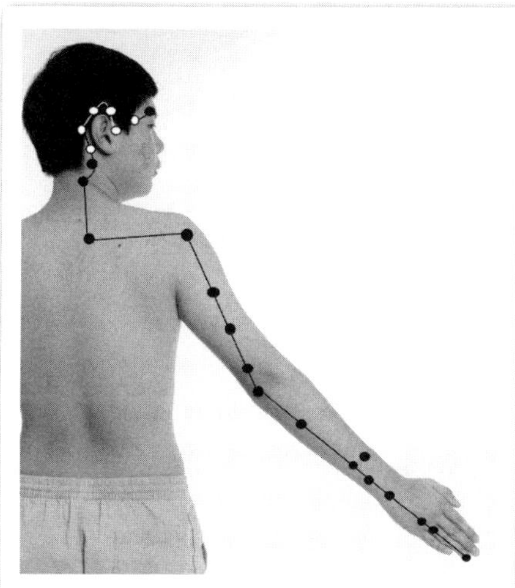

(1) **경맥순환:** 약지 말단에서 시작하여 상완 따라 상부로 올라간다. 흉부에 도착하여 심포를 연결하고, 횡격막을 지나 흉부에서 복부까지 상초, 중초, 하초를 연결한다. 가슴의 지맥(支脈)은 위로 올라가 귀 뒤를 돌아 눈꼬리 부위에서 중지한다.

(2) **치료질병:** 복부팽만, 수종, 유뇨증, 배뇨장애, 이농, 이명, 인후부 종통(腫痛), 안구종통, 어깨, 팔꿈치의 외측부위 통증

(3) **경혈해설**

① 관충(關衝)

위치 제 4번 손가락 손톱 척골측 기시점에서 상부로 0.1촌

주치 두통, 안구충혈, 이농(耳聾), 인후부 부종과 통증, 열병, 혼절

주의 직자 0.1촌, 사혈·뜸 가능

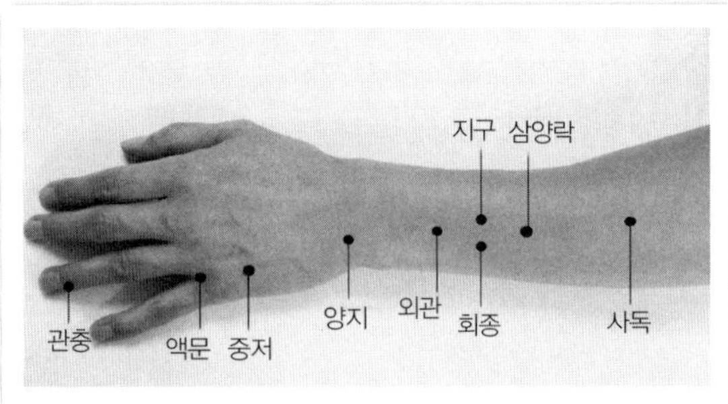

② 액문(液門)

위치 제 4-5번 손가락이 갈라지는 곳, 주먹을 쥐게 한 후 자침한다.

주치 두통, 안구충혈, 이농(耳聾), 인후부 부종과 통증, 이질

주의 직자 0.3~0.5촌, 뜸 가능

③ 중저(中渚)

위치 제 4-5번 손가락의 중수골 하단부, 액문혈에서 위로 1촌

주치 두통, 안구충혈, 이농, 인후부 부종과 통증, 열병, 손의 굴곡장애

주의 직자 0.3~0.5촌, 뜸 가능

④ 양지(陽池)

위치 척골, 월상골, 삼각골의 중앙 오목한 곳, 총신전건의 척골측 오목한 곳

주치 안구충혈, 이농, 인후부 부종과 통증, 이질, 완관절 통증, 소갈증

주의 직자 0.3~0.5촌, 뜸 가능

⑤ 외관(外關)

위치 손목 주름에서 상부로 2촌, 요골과 척골의 사이

주치 열병, 두통, 안구통증·부종, 이명, 이농, 임파선 결핵, 옆구리 병변, 상지마비

주의 직자 0.5~1촌, 뜸 가능

⑥ 지구(地溝)

위치 손목 주름에서 상부로 3촌, 요골과 척골 사이(척골측)

주치 이명, 이농, 쉰 목소리, 임파선 결핵, 옆구리 통증, 변비, 열병

주의 직자 0.5~1촌, 뜸 가능

⑦ 회종(會宗)

위치 지구혈에서 요골측으로 약 1촌(요골측)

주치 이농, 정신병, 상체마비

주의 직자 0.5~1촌, 뜸 가능

⑧ 삼양락(三陽絡)

위치 지구혈에서 상부로 1촌, 요골과 척골의 사이

주치 이농, 쉰 목소리, 치통, 상지통증

주의 직자 0.5~1촌, 뜸 가능

⑨ 사독(四瀆)

위치 척골두에서 아래로 5촌, 요골과 척골 사이

주치 이농, 인후부 종통, 쉰 목소리, 치통, 상지통증

주의 직자 0.5~1촌, 뜸 가능

⑩ 천정(天井)

위치 팔꿈치 굴곡시 척골두에서 상부로 1촌 부위 오목한 곳

주치 편두통, 이농, 임파선 결핵, 정신병

주의 직자 0.5~1촌, 뜸 가능

⑪ 청냉연(淸冷淵)

위치 팔꿈치 굴곡시 천정혈에서 상부로 1촌

주치 두통, 상지마비, 안구황색

주의 직자 0.5~1촌, 뜸 가능

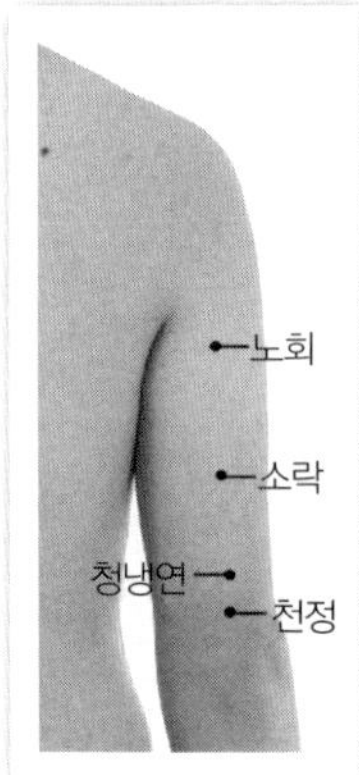

⑫ 소락(消濼)

위 치 척골두와 견료혈의 연결선상, 척골두에서 상부로 5촌

주 치 두통, 치통, 경추강직, 어깨·등부위 통증

주 의 직자 0.5~1촌, 뜸 가능

⑬ 노회(臑會)

위 치 척골두와 견료혈의 연결선상, 견료에서 아래로 3촌, 삼각근의 뒷쪽

주 치 갑상선 종대, 임파선 결핵, 상지마비·통증

주 의 직자 0.5~1촌, 뜸 가능

⑭ 견료(肩髎)

위 치 견봉의 후하방, 견우혈의 조금 뒷쪽, 팔을 옆으로 폈을 시 견봉부위에 두 곳이 오목하게 들어가는데 그중 뒷쪽 부위.

주 치 어깨부위 통증

주 의 직자 0.5~1촌, 뜸 가능

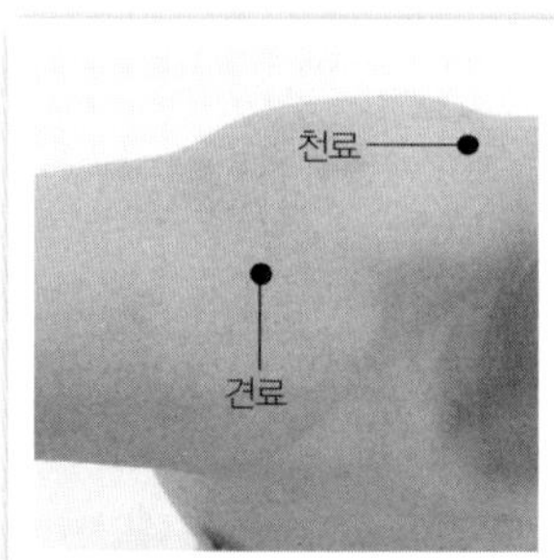

⑮ 천료(天髎)

위치 견갑골 상각의 바로 위, 곡원혈(소장경: 견갑부, 견갑극 내측의 오목한 곳)과 견정혈(담경: 대추혈과 견봉의 연결선상에서 중앙)의 중간

주치 어깨 통증, 경추통증

주의 직자 0.5~0.8촌, 뜸 가능

⑯ 천유(天牖)

위치 흉쇄유돌근의 후연, 하악각의 수평선, 유양돌기 후하방

주치 두통, 안구통증, 이농, 임파선 결핵, 경부통증

주의 직자 0.5~0.8촌, 뜸 가능

⑰ 예풍(翳風)

위치 유양돌기 전하방, 귓밥 바로 아래 오목한 곳

주치 이명, 이농, 구안와사, 구금(口噤), 치통, 이하선염

주의 직자 0.8~1.2촌, 뜸 가능

⑱ 계맥(瘈脈)

위치 예풍혈과 각손혈을 귀 뒤 방향으로 둥글게 선을 그었을 때 아래의 1/3지점, 유양돌기의 중앙

주치 두통, 이명, 이농, 소아경풍

주의 평자 0.3~0.5촌, 사혈·뜸 가능

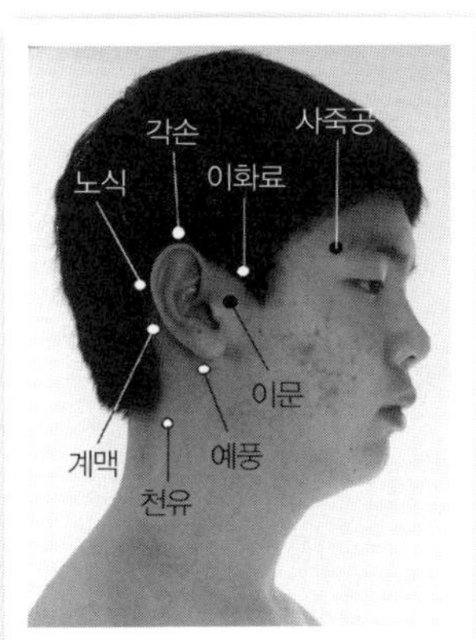

⑲ 노식(顱息)

위치 예풍혈과 각손혈을 귀 뒤 방향으로 둥글게 선을 그었을 때 아래의 2/3지점

주치 두통, 이명, 이농, 소아경풍

주의 평자 0.3~0.5촌, 뜸 가능

⑳ 각손(角孫)

위치 귀의 최고 높은 부위의 머리 부위

주치 이하선염, 안구통, 치통, 경추강직

주의 평자 0.3~0.5촌, 뜸 가능

㉑ 이문(耳門)

위치 귓구멍 바로 앞, 하악골의 관절돌기의 후연, 입을 벌려서 자침, 청궁혈의 약간 상부

주치 이명, 이농, 치통

주의 직자 0.5~1촌, 뜸 가능

㉒ 이화료(耳和髎)

위치 귀 상단부 뿌리 부분의 약간 앞부위, 머리털이 안 난 부위

주치 두통, 이명, 구금(口噤), 구안와사

주의 사자 혹은 평자 0.3~0.5촌, 천측두동맥을 피해서 자침

㉓ 사죽공(絲竹空)

위치 눈썹 끝부위의 오목한 곳

주치 두통, 안구충혈·통증, 안검경련, 치통, 정신병

주의 평자 0.5~1촌

11. 족소양 담경(足少陽 膽經)

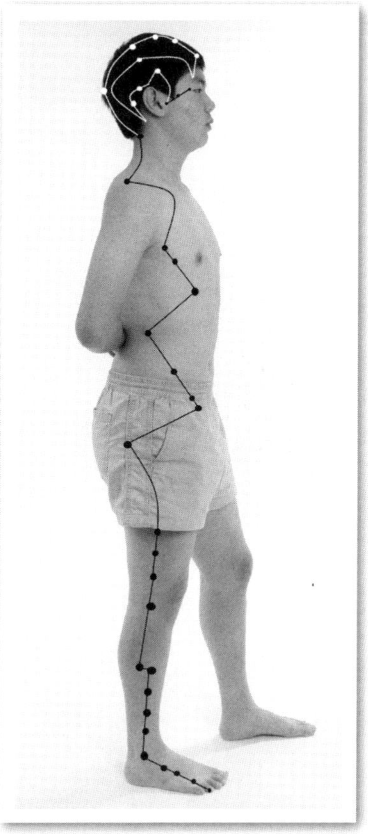

(1) **경맥순환:** 눈꼬리 부위에서 시작하여 머리의 측면을 왕복하고, 경부측면, 견부 앞, 옆구리를 따라 아래로 내려가서, 하지의 측면을 따라 발까지 내려가서 4번째 발가락 발톱의 기시점에서 중지한다.

(2) **치료질병:** 입씀, 어지러움, 이질, 두통, 겨드랑 부종, 가슴·옆구리·하체 통증, 족외측 통증, 족외측 발열

(3) **경혈해설**

① 동자료(瞳子髎)

위 치 눈꼬리 끝부분에서 외측으로 0.5촌, 안와 외측의 오목한 부위

주 치 두통, 안구종통(腫痛), 청맹, 목예(目翳)

주의 평자 0.3~0.5촌, 사혈가능

② 청회(聽會)

위치 귓구멍의 앞부위, 입을 열었을 시 구멍이 생김, 하악골 관절돌기의 후연, 청궁혈의 약간 아랫부위

주치 이명, 이농, 치통, 구안와사

주의 입을 벌리고 자침, 직자 0.5~1촌, 뜸 가능

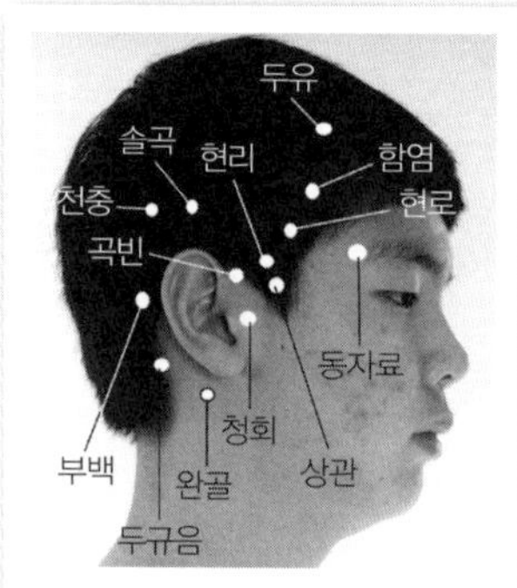

③ 상관(上關, 客主人)

위치 하관혈(위장경: 관골궁 바로 아래 오목한 곳) 바로 윗부분, 관골궁의 바로 윗부분

주치 편두통, 이명, 이농, 구안와사, 구금(口噤)

주의 직자 0.5~1촌, 뜸 가능

④ 악염(顎厭)

위치 두유혈(위장경: 이마 정중앙에서 옆으로 4.5촌, 두발 부분에서 위로 0.5촌)과 곡빈혈을 둥글게 원을 그었을 시 위에서 아래로 1/4 지점

주치 편두통, 어지러움, 이명, 치통, 정신병

주의 평자 0.5~0.8촌

⑤ 현로(懸顱)

위치 두유혈(위장경: 이마 정중앙에서 옆으로 4.5촌, 두발 부분에서 위로 0.5촌)과 곡빈혈을 둥글게 원을 그었을 시 중간지점

주치 편두통, 안구충혈·통증, 치통

주의 평자 0.5~0.8촌

⑥ 현리(懸厘)

위치 두유혈(위장경: 이마 정중앙에서 옆으로 4.5촌, 두발 부분에서 위로 0.5촌)과 곡빈혈을 둥글게 원을 그었을 시 아래에서 1/4지점

주치 편두통, 안구충혈·통증, 이명

주의 평자 0.5~0.8촌

⑦ 곡빈(曲鬢)

위치 귀앞의 두발이 난 부위와 귀의 최고 높은 부위를 앞으로 수평을 그었을 시 만나는 지점

주치 두통, 치통, 구금(口噤), 쉰 목소리

주의 평자 0.5~0.8촌

⑧ 솔곡(率谷)

위치 각손혈(삼초혈: 귀의 최고 높은 부위의 머리혈)에서 상부로 1.5촌

주치 편두통, 어지러움, 소아경기

주의 평자 0.5~0.8촌

⑨ 천충(天衝)

위치 귀 뒷측의 뿌리에서 상부로 2촌

주치 두통, 간질, 치통, 경기

주의 평자 0.5~0.8촌

⑩ 부백(浮白)

위치 귀 윗쪽 뿌리 부위에서 뒷쪽으로 1촌, 천충혈과 완골혈을 타원형으로 선을 그었을시 위에서 1/3지점

주치 두통, 이명, 이농, 안구통증, 갑상선병

주의 평자 0.5~0.8촌

⑪ 두규음(頭竅陰)

위치 부맥의 바로 아래, 유양돌기의 기저부, 천충혈과 완골혈을 타원형으로 선을 그었을시 아래에서 1/3지점

주치 두통, 이명, 이농

주의 평자 0.5~0.8촌

⑫ 완골(完骨)

위치 유양돌기의 뒷쪽 오목한 곳

주치 두통, 경추강직, 치통, 구안와사, 간질, 옆구리 통증, 입씀

주의 사자 0.5~0.8촌

⑬ 본신(本神)

위치 신정혈(독맥혈: 신체 정중앙선상, 이마 머리털 난 곳에서 상부로 0.5촌)에서 옆으로 3촌, 신정혈과 두유혈(위장경: 이마 정중앙에서 옆으로 4.5촌, 머리털 부분에서 위로 0.5촌)의 연결선상에서 외측 1/3지점

주치 두통, 어지러움, 간질, 소아경기, 반신불수

주의 평자 0.5~0.8촌

⑭ 양백(陽白)

위치 정면으로 바라 보았을 때 동공 바로 위 1촌

주치 두통, 안구통증, 시력모호, 안검경련

주의 평자 0.3~0.5촌

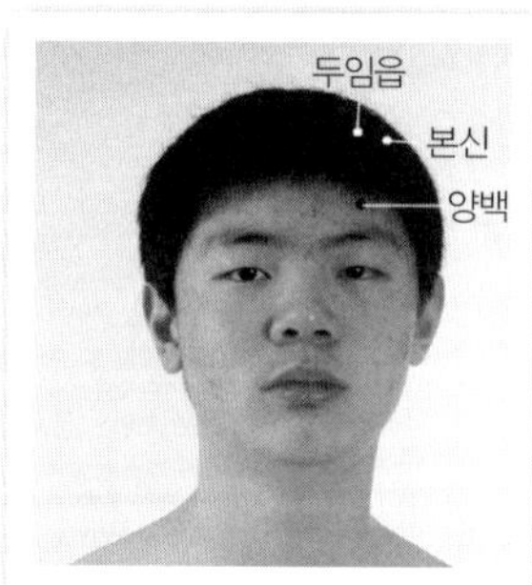

⑮ 두임읍(頭臨泣)

위치 정면으로 바라 보았을 때 동공 바로 위 1.5촌, 두발 난 곳에서 상부로 0.5촌, 신정혈과 두유혈의 연결선상에서 정중앙

주치 두통, 어지러움, 눈물, 코막힘, 소아경기

주의 평자 0.3~0.5촌

⑯ 목창(目窓)

위치 두임읍혈에서 뒤로 1촌, 머리의 정중앙선에서 옆으로 2.25촌

주치 두통, 안구충혈·통증, 청맹, 코막힘, 간질, 안면부종

주의 평자 0.3~0.5촌

⑰ 정영(正營)

위치 목창혈에서 뒤로 1촌, 머리의 정중앙선에서 옆으로 2.25촌

주치 두통, 어지러움, 치통

주의 평자 0.3~0.5촌

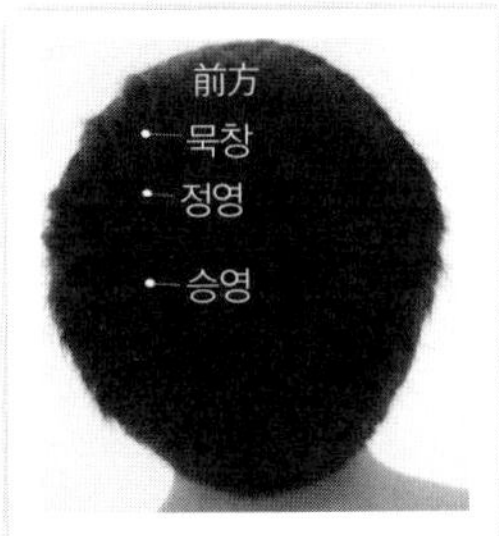

⑱ 승령(承靈)

위치 정영혈에서 뒤로 1.5촌, 머리의 정중앙선에서 옆으로 2.25촌

주치 두통, 어지러움, 안구통증, 코막힘, 코피

주의 평자 0.3~0.5촌

⑲ 뇌공(腦空)

위치 풍지혈에서 위로 1.5촌, 머리의 정중앙선에서 옆으로 2.25촌

주치 두통, 어지러움, 정신병, 경추통증

주의 평자 0.3~0.5촌

⑳ 풍지(風池)

위치 후두부에서 흉쇄유돌근과 승모근이 만나는 곳의 오목한 곳, 풍부혈(독맥혈: 뒷목 정중앙에서 머리털 난 곳 상부로 1촌)과 수평

주치 두통, 어지러움, 안구충혈·통증, 축농증, 이명, 경추강직, 감기, 정신병, 중풍, 열병

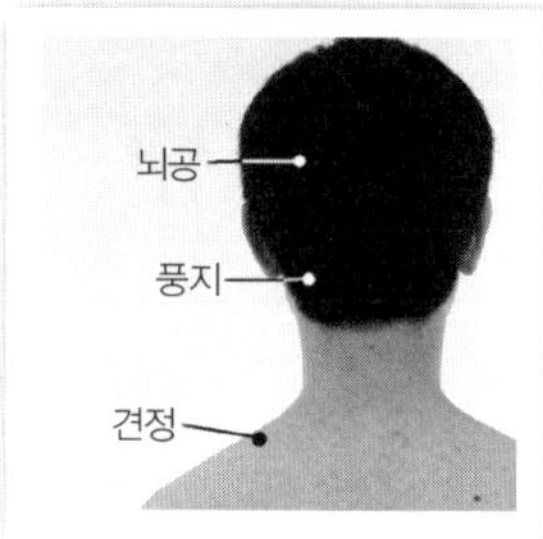

주 의 침끝 방향이 약간 아래로, 코끝 방향으로 0.8~1.2촌

㉑ 견정(肩井)

위 치 대추혈(제 7번 경추 극돌기 아래)과 견봉의 연결선상에서 중간지점

주 치 후두부·어깨 통증, 상지마비, 난산, 모유결핍, 임파선 결핵

주 의 직자 0.5~0.8촌, 뜸 가능, 깊이 자침 금지

㉒ 연액(淵腋)

위 치 겨드랑이 중앙선 직하방, 제 4번 늑골 아래 지점이 만나는 곳(겨드랑이 아래 3촌)

주 치 흉부팽만, 옆구리 통증, 상지마비·통증

주 의 사자 혹은 직자 0.5~0.8촌

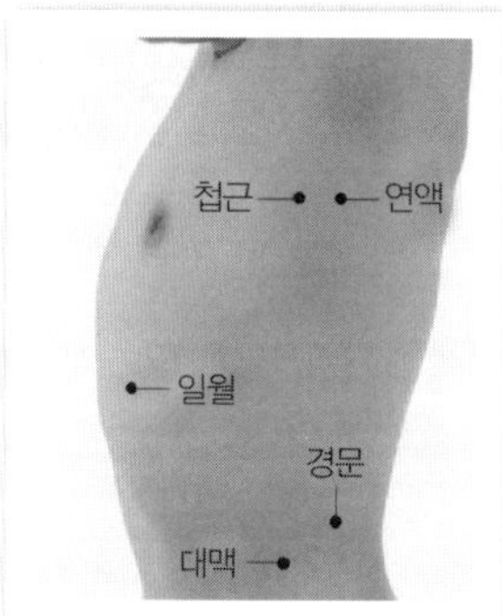

㉓ 첩근(輒筋)

위 치 연액혈 앞으로 1촌, 제 4번 늑골 아래

주 치 흉부팽만, 옆구리 통증, 천식, 구토, 신트림

주 의 사자 혹은 직자 0.5~0.8촌

㉔ 일월(日月)

위치 유방 하부의 제 7번 늑골 아래

주치 구토, 신트림, 옆구리 통증, 황달

주의 사자 혹은 직자 0.5~0.8촌

㉕ 경문(京門)

위치 상복부의 측면, 제 12번 늑골의 끝부분

주치 배뇨장애, 부종, 요통, 옆구리 통증, 복부팽만, 설사

주의 직자 0.5~1촌, 뜸 가능

㉖ 대맥(帶脈)

위치 제 11번 늑골 아래, 배꼽과 수평선

주치 복통, 폐경, 생리불순, 대하증, 요통, 옆구리 통증

주의 직자 0.5~1촌, 뜸 가능

㉗ 오추(五樞)

위치 복부의 측면, 배꼽의 수평선에서 아래로 3촌, 장골능의 앞쪽으로 0.5촌

주치 복통, 탈장, 대하증, 변비

주의 직자 혹은 사자 1~1.5촌, 뜸 가능

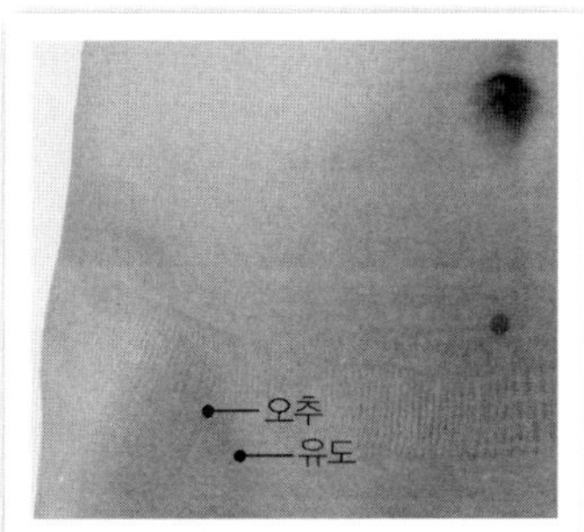

㉘ 유도(維道)

위치 오추혈에서 중앙을 향하여 45도 각도로 0.5촌 아래

주치 복통, 탈장, 대하증

주의 직자 혹은 사자 1~1.5촌, 뜸 가능

㉙ 거료(居髎)

위치 장골능과 대퇴골의 최고 높은 부위의 연결선상에서 중간지점

주치 요통, 하지 마비

주의 직자 1~1.5촌, 뜸 가능

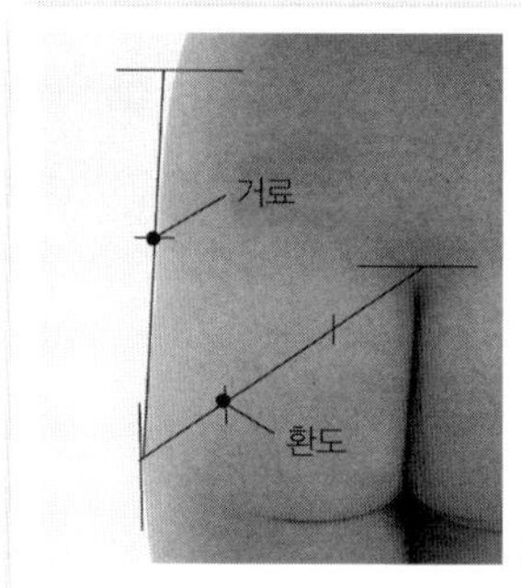

㉚ 환도(環跳)

위치 대퇴골의 최고 높은 부위와 천골열공의 연결선상에서 바깥쪽 1/3지점

주치 하지마비, 요통

주의 직자 2~3촌, 뜸 가능

㉛ 풍시(風市)

위치 대퇴골의 외측, 무릎주름에서 위로 7촌(환자가 똑바로 선 자세에서 손을 내렸을 때 중지의 끝부분)

주치 하지마비, 전신가려움, 각기병

주의 직자 1~2촌, 뜸 가능

㉜ 중독(中瀆)

위치 풍시혈에서 아래로 2촌

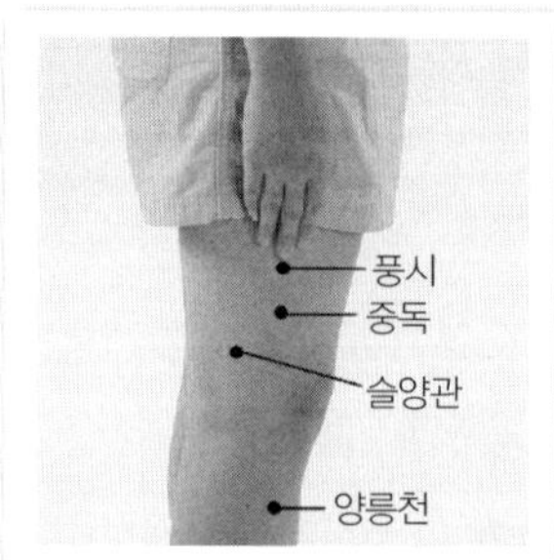

주치 하체마비

주의 직자 1~2촌, 뜸 가능

㉝ 슬양관(膝陽關)

위치 양능천혈에서 위로 3촌, 대퇴골 외과(外踝)의 뒷쪽 오목한 곳

주치 무릎 뒷쪽의 통증, 종아리 통증

주의 직자 1~1.5촌, 뜸 가능

㉞ 양능천(陽陵泉)

위치 무릎아래 경골과 비골이 갈라지는 곳의 중앙 오목한 곳

주치 옆구리 통증, 입씀, 구토, 하체마비, 각기병, 황달, 소아경풍

주의 직자 1~1.5촌, 뜸 가능

㉟ 양교(陽交)

위치 외측 복숭아뼈의 최고 높은 곳에서 상부로 7촌, 비골의 후연

주치 흉부·옆구리 팽만, 하지마비, 정신병

주의 직자 1~1.5촌, 뜸 가능

㊱ 외구(外丘)

위치 외측 복숭아뼈의 최고 높은 곳에서 상부로 7촌, 경골과 비골 사이, 양교의 전방

주치 흉부·옆구리 팽만, 하지마비, 정신병

주의 직자 1~1.5촌, 뜸 가능

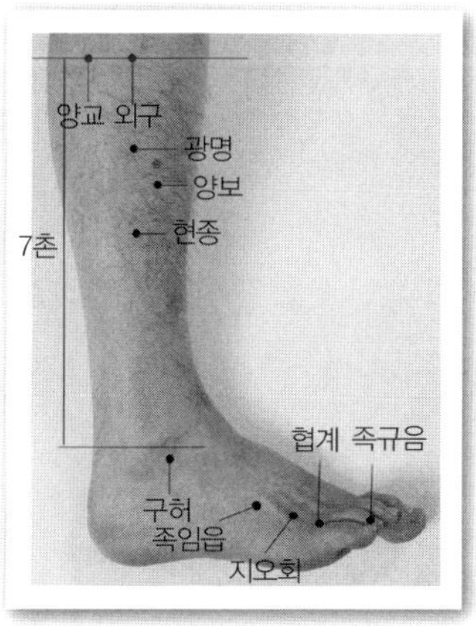

㊲ 광명(光明)

위치 외측 복숭아뼈의 최고 높은 곳에서 상부로 5촌, 경골과 비골 사이

주치 하지마비, 목통, 야맹증, 유방팽만·통증

주의 직자 1~1.5촌, 뜸 가능

㊳ 양보(陽輔)

위치 외측 복숭아뼈의 최고 높은 곳에서 상부로 4촌, 경골과 비골 사이

주치 편두통, 안구통증, 임파선 결핵, 부종, 겨드랑이 아래 통증, 인후부 통증, 흉부·옆구리 통증, 하지위축

주의 직자 1~1.5촌, 뜸 가능

㊴ 현종(懸鍾, 절골(絕骨))

위치 외측 복숭아뼈의 최고 높은 곳에서 상부로 3촌, 비골의 후연

주치 경부통증, 흉부·옆구리 팽만, 하지위축, 인후부 통증, 각기병, 치질

주의 직자 1~1.5촌, 뜸 가능

㊵ 구허(丘墟)

위치 외측 복숭아뼈의 전하방, 발가락 신전건의 외측 오목한 부위

주치 흉부·옆구리 팽만, 하지위축, 치질

주의 직자 1~1.5촌, 뜸 가능

㊶ 족임읍(足臨泣)

위치 제 4-5번 발가락의 중족골이 갈라지는 곳, 새끼 발가락 굴곡건의 외측

주치 안구충혈·통증, 옆구리통증, 생리불순, 유선염, 이질, 족부통증

주의 직자 0.3~0.5촌, 뜸 가능

㊷ 지오회(地五會)

위치 제 4-5번 발가락의 중족골 사이, 새끼 발가락 굴곡건의 내측

주치 두통, 안구통증, 이명, 옆구리 통증, 유선염, 족부통증

주의 직자 0.3~0.5촌, 뜸 가능

㊸ 협계(俠溪)

위치 제 4-5번 발가락이 갈라지는 곳

주치 두통, 안구통증, 이명, 이농, 옆구리 통증, 유선염, 열병

주의 직자 0.3~0.5촌, 뜸 가능

㊹ 족규음(足竅陰)

위치 제 4번째 발가락 발톱의 외측, 기시점에서 상부로 0.1촌

주치 두통, 안구통증, 이명, 이농, 옆구리 통증, 유선염, 열병, 생리불순, 불면증

주의 직자 0.1촌, 사혈·뜸 가능

12. 족궐음 간경(足厥陰 肝經)

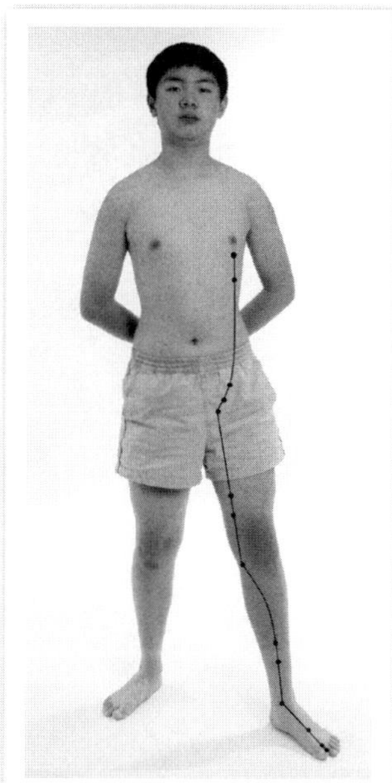

(1) **경맥순환:** 엄지발가락 발톱의 기시점에서 시작하여 대퇴의 내측면을 따라 상부로 올라간다. 서혜부에서 음부로 들어가 하복부 위로 올라가서 간과 담낭을 연결하고, 횡격막을 통과후 옆구리에 분포하고, 인후부와 코를 통과하여 눈으로 들어가서 머리로 간다. 간의 지맥(支脈)은 폐로 들어가 연결한다.

(2) **치료질병:** 요통, 흉부팽만, 구역질, 유뇨증, 배뇨장애, 하복부 통증

(3) 경혈설명

① 대돈(大敦)

위치 엄지발가락의 발톱 외측, 기시점에서 상부로 0.1촌

주치 탈장, 유뇨증, 폐경, 자궁기능성 출혈, 간질

주의 사자 0.1~0.2촌, 사혈·뜸 가능

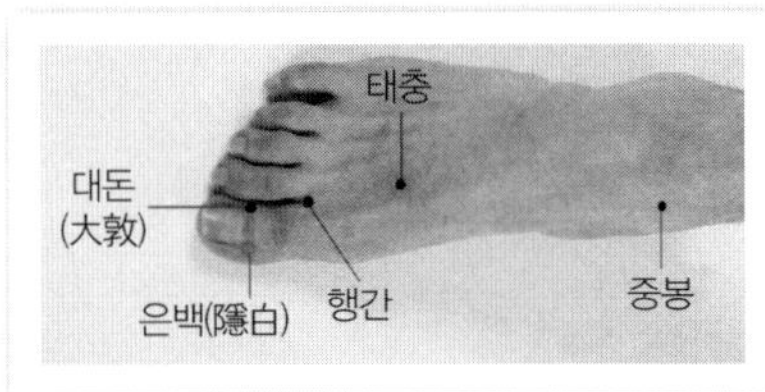

② 행간(行間)

위치 제 1–2번 발가락이 갈라지는 곳

주치 두통, 어지러움, 안구충혈·통증, 청맹, 구안와사, 옆구리통증, 배뇨장애, 간질증, 생리불순, 생리통, 대하증, 중풍

주의 사자 0.5~0.8촌, 뜸 가능

③ 태충(太衝)

위치 발등, 제 1–2번 발가락의 중족골이 갈라지는 곳

주치 두통, 어지러움, 안구충혈·통증, 구안와사, 옆구리통증, 간질증, 생리불순, 소아경풍, 하지위축

주의 직자 0.5~0.8촌, 뜸 가능

④ 중봉(中封)

위치 발목 복숭아뼈 바로 앞, 경골전근건의 뒷쪽

주치 산기, 유정, 배뇨장애, 복통

주의 직자 0.5~0.8촌, 뜸 가능

⑤ 여구(蠡溝)

위치 내측 복숭아뼈의 최고 높은 곳에서 상부로 5촌, 경골내측면의 중앙

주치 배뇨장애, 유뇨증, 생리불순, 대하, 하지위축

주의 평자 0.5~0.8촌, 뜸 가능

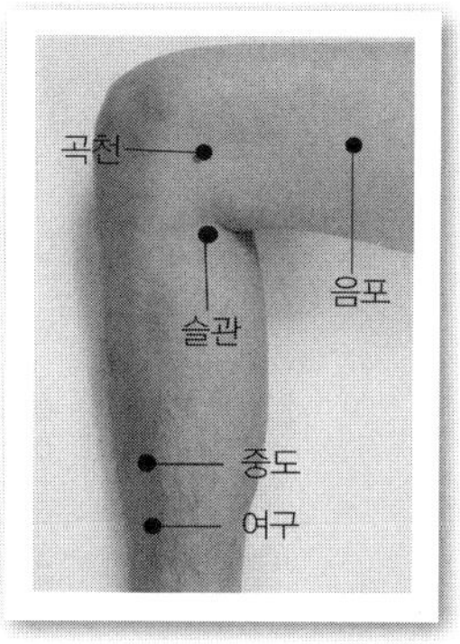

⑥ 중도(中都)

위치 내측 복숭아뼈의 최고 높은 곳에서 상부로 7촌, 경골내측면의 중앙

주치 탈장, 복통, 설사, 기능성 자궁출혈

주의 평자 0.5~0.8촌, 뜸 가능

⑦ 슬관(膝關)

위치 음능천에서 뒷쪽으로 1촌, 내측 비복근의 상부 중앙

주치 슬관절 통증

주의 직자 1-1.5촌, 뜸 가능

⑧ 곡천(曲泉)

위치 무릎관절 굴곡시 무릎내측 주름의 상부에 오목한 곳

주치 복통, 배뇨장애, 유정, 슬관절통, 생리불순, 생리통, 대하증

주의 직자 1-1.5촌, 뜸 가능

⑨ 음포(陰包)

위치 대퇴부 내측의 외과(外踝)에서 상부로 4촌, 봉공근의 뒷쪽

주치 복통, 유뇨증, 배뇨장애, 생리불순

주의 직자 1-1.5촌, 뜸 가능

⑩ 족오리(足五里)

위치 곡골혈(임맥혈: 치골결합 바로 위) 옆으로 2촌, 아래로 3촌

주치 하복부 통증, 배뇨장애, 고환통증

주의 직자 1-1.5촌, 뜸 가능

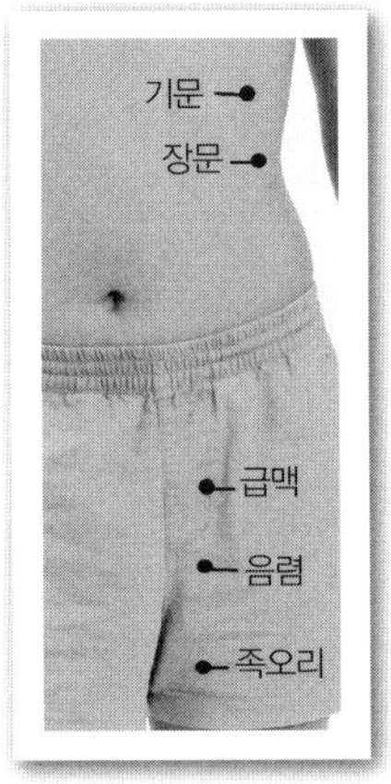

⑪ 음렴(陰廉)

위치 곡골혈 옆으로 2촌, 아래로 2촌

주치 생리불순, 대하증, 하복부 통증

주의 직자 1-1.5촌, 뜸 가능

⑫ 급맥(急脈)

위치 치골결합옆으로 2.5촌, 기충혈(위경: 배꼽아래 5촌, 정중앙에서 옆으로 2촌, 서혜부의 약간 상부) 외측하방의 서혜부

주치 생리불순, 탈항

주의 직자 0.5~0.8촌, 동맥피할 것

⑬ 장문(章門)

위치 제 11번 늑골 바로 앞

주치 복부팽만, 설사, 옆구리 통증

주의 직자 0.8~1촌, 뜸 가능

⑭ 기문(期門)

위치 유두 바로 아래, 제 6번 늑골 아래

주치 흉부·옆구리 통증, 복부팽만, 구토, 유선염

주의 사자 혹은 평자 0.5~0.8촌

2 기경팔맥(奇經八脈)

1. 독맥(督脈)

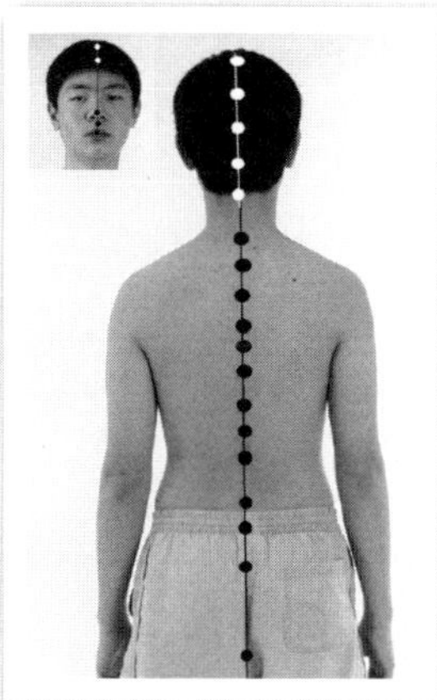

(1) **경맥순환:** 회음부에서 나와 척추의 정중앙을 따라 위로 올라간다. 후두부에서 머리 앞으로 내려와 윗 잇몸에서 중지한다.

(2) **치료질병:** 척추질환, 각궁반장(角弓反張) 등

(3) **경혈해설**

① 장강(長强)

위치 꼬리뼈 아래 0.5촌

주치 요통, 설사, 혈변, 치질, 간질증

주의 전면을 향해 0.8~1촌 자침, 깊게 자침 금지

② 요수(腰兪)

위치 천골열공

주치 생리불순, 치질, 요통, 하체마비, 간질증

주의 상부를 향해 사자 0.5~1촌, 뜸 가능

③ 요양관(腰陽關)

위치 제 4번 요추 극돌기 아래

주치 생리불순, 요통, 성기능 장애, 유정, 하지위축

주의 상부를 향해 사자 0.5~1촌, 뜸 가능

④ 명문(命門)

위치 제 2번 요추 극돌기 아래

주치 생리불순, 요통, 성기능 장애, 유정, 설사

주의 상부를 향해 사자 0.5~1촌, 뜸 가능

⑤ 현추(懸樞)

위치 제 1번 요추 극돌기 아래

주치 설사, 요통, 복통

주의 상부를 향해 사자 0.5~1촌, 뜸 가능

⑥ 척중(脊中)

위치 제 12번 흉추 극돌기 아래

주치 설사, 황달, 치질, 간질, 탈항

주의 상부를 향해 사자 0.5~1촌, 뜸 가능

⑦ 중추(中樞)

위치 제 10번 흉추 극돌기 아래

주치 황달, 구토, 복부팽만, 요통

주의 상부를 향해 사자 0.5~1촌, 뜸 가능

⑧ 근축(筋縮)

위치 제 9번 흉추 극돌기 아래

주치 위통, 간질, 요통

주의 상부를 향해 사자 0.5~1촌, 뜸 가능

⑨ 지양(至陽)

위치 제 7번 흉추 극돌기 아래

주치 황달, 요통, 흉부·옆구리 팽만, 기침, 요·배부 통증

주의 상부를 향해 사자 0.5~1촌, 뜸 가능

⑩ 영태(靈台)

위치 제 6번 흉추 극돌기 아래

주치 기침, 천식, 요통

주의 상부를 향해 사자 0.5~1촌, 뜸 가능

⑪ 신도(神道)

위치 제 5번 흉추 극돌기 아래

주치 가슴두근거림, 건망증, 기침, 요통

주의 상부를 향해 사자 0.5~1촌, 뜸 가능

⑫ 신주(身柱)

위치 제 3번 흉추 극돌기 아래

주치 기침, 천식, 간질증, 요·배부 통증

주의 상부를 향해 사자 0.5~1촌, 뜸 가능

⑬ 도도(陶道)

위치 제 1번 흉추 극돌기 아래

주치 두통, 이질, 열병, 척추강직

주의 상부를 향해 사자 0.5~1촌, 뜸 가능

⑭ 대추(大椎)

위치 제 7번 경추 극돌기 아래

주치 열병, 이질, 기침, 천식, 도한, 간질증, 두통, 경부강직, 풍진

주의 상부를 향해 사자 0.5~1촌, 뜸 가능

⑮ 아문(啞門)

위치 후두부 정중앙, 머리털 난 곳에서 상부로 0.5촌

주치 쉰 목소리, 혀의 강직, 정신병, 두통, 경추강직

주의 직자 혹은 아래를 향해 사자 0.5~1촌, 상부를 향한 사자 금지

⑯ 풍부(風府)

위치 후두부 정중앙, 머리털 난 곳에서 상부로 1촌

주치 두통, 경추강직, 혀의 강직, 정신병, 중풍, 인후부 통증

주의 직자 혹은 아래를 향해 사자 0.5~1촌, 상부를 향한 사자 금지(상부로 자침시 연수 손상 가능)

⑰ 뇌호(腦戶)

위치 풍부혈에서 상부로 1.5촌

주치 두통, 경추강직, 실어증, 간질증

주의 평자 0.5~1촌

⑱ 강간(强間)

위치 뇌호혈에서 상부로 1.5촌

주치 두통, 어지러움, 간질증, 경부통증

주의 평자 0.5~1촌

⑲ 후정(後頂)

위치 강간혈에서 상부로 1.5촌

주치 두통, 어지러움, 간질증, 경부통증

주의 평자 0.5~1촌

⑳ 백회(百會)

위치 머리의 정중앙, 후두부의 머리털이 난 곳에서 상부로 7촌, 귀의 최고 높은 부위를 상부로 연결했을 때 만나는 곳

주치 두통, 어지러움, 중풍 실어증, 간질증, 탈항, 불면증

주의 평자 0.5~1촌

㉑ 전정(前頂)

위치 백회혈에서 전방으로 1.5촌

주치 두통, 어지러움, 축농증, 간질증

주의 평자 0.5~1촌

㉒ 신회(顖會)

위치 머리의 정중앙, 이마의 머리털이 난 곳에서 상부로 2촌

주치 두통, 어지러움, 축농증, 간질증

주의 평자 0.5~1촌

㉓ 상성(上星)

위치 머리의 정중앙, 이마의 머리털이 난 곳에서 상부로 1촌

주치 두통, 어지러움, 축농증, 간질증, 이질, 열병

주의 평자 0.5~1촌, 소아 신문혈 자침 금지

㉔ 신정(神庭)

위치 머리의 정중앙, 이마의 머리털이 난 곳에서 상부로 0.5촌

주치 두통, 어지러움, 축농증, 간질증, 불면증

주의 평자 0.5~1촌

㉕ 소료(素髎)

위치 코끝의 정중앙

주치 축농증, 코피, 천식, 혼수, 경기, 신생아 질식

주의 위를 향하여 사자 0.3~0.5촌, 사혈가능, 뜸 불가

㉖ 수구(水溝, 인중)

위치 코 바로 아래 인중골에서 상부의 1/3지점

주치 발광, 간질, 소아 경풍, 혼수, 구안와사, 요·척추 통증

주의 상부를 향해서 사자 혹은 직자 0.3~0.5촌

㉗ 태단(兌端)

위치 윗입술, 입술의 붉은 부위와 인중의 피부와 경계지점

주치 발광, 간질, 치은통증, 구안와사, 코피

주의 상부를 향해서 사자 0.2~0.3촌

㉘ 은교(齦交)

위치 윗잇몸의 정중앙, 입술연결 건(腱) 바로 아래

주치 간질발광, 치은통증, 축농증

주의 상부를 향해서 사자 0.2~0.3촌, 사혈가능

2. 임맥(任脈)

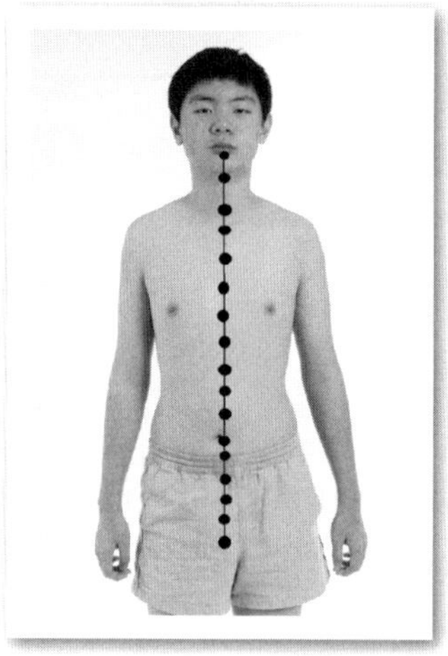

(1) **경맥순환:** 회음에서 앞으로 나와 상부로 올라가서 턱 아래 정중앙에서 중지한다.

(2) **치료질병:** 탈장, 대하, 복부 적취(積聚)

(3) **경혈설명**

① 회음(會陰)

위치 남성은 고환과 항문사이, 여성은 항문쪽 대음순과 항문 사이

주치 배뇨장애, 치질, 유정, 생리불순, 전광증, 혼수

주의 직자 0.5~1촌

② 곡골(曲骨)

위치 하복부 정중앙, 치골결합 바로 위

주치 배뇨장애, 유뇨증, 유정, 성기능장애, 생리불순, 대하증

주의 직자 1~1.5촌, 임신부 주의, 뜸 가능

③ 중극(中極)

위치 하복부 정중앙, 배꼽 아래 4촌

주치 배뇨장애, 유뇨증, 유정, 성기능장애, 생리불순, 대하증, 불임증

주의 직자 1~1.5촌, 뜸 가능

④ 관원(關元)

위치 하복부 정중앙, 배꼽 아래 3촌

주치 배뇨장애, 유뇨증, 유정, 성기능장애, 생리불순, 대하증, 불임증, 복통, 설사, 신체허약, 빈뇨

주의 직자 1~2촌, 뜸 가능

⑤ 석문(石門)

위치 하복부 정중앙, 배꼽 아래 2촌

주치 배뇨장애, 설사, 복통, 부종, 폐경, 대하증

주의 직자 1~2촌, 뜸 가능

⑥ 기해(氣海)

위치 하복부 정중앙, 배꼽 아래 1.5촌

주치 복통, 설사, 변비, 유정, 탈장, 유뇨증, 생리불순, 폐경

주의 직자 1~2촌, 뜸 가능

⑦ 음교(陰交)

위치 하복부 정중앙, 배꼽 아래 1촌

주치 복통, 수종, 생리불순, 대하증

주의 직자 1~2촌, 뜸 가능

⑧ 신궐(神厥)

위치 배꼽의 정중앙

주치 복통, 설사, 탈항, 수종, 피로

주의 자침금지, 간접 뜸 가능

⑨ 수분(水分)

위치 신체 정중앙, 배꼽에서 상부로 1촌

주치 수종, 배뇨장애, 복통, 설사, 위통

주의 직자 1~2촌, 뜸 가능

⑩ 하완(下脘)

위치 신체 정중앙, 배꼽에서 상부로 2촌

주치 복부팽만, 복통, 설사, 위통, 식욕부진

주의 직자 1~2촌, 뜸 가능

⑪ 건리(建里)

위치 신체 정중앙, 배꼽에서 상부로 3촌

주치 복통, 식욕부진, 복부팽만, 수종, 위통

주의 직자 1~1.5촌, 뜸 가능

⑫ 중완(中脘)

위치 신체 정중앙, 배꼽에서 상부로 4촌

주치 복통, 설사, 위통, 구토, 신트림, 황달, 전광증

주의 직자 1~1.5촌, 뜸 가능

⑬ 상완(上脘)

위치 신체 정중앙, 배꼽에서 상부로 5촌

주치 복부팽만, 위통, 구토, 전광증

주의 직자 1~1.5촌, 뜸 가능

⑭ 거궐(巨闕)

위치 신체 정중앙, 배꼽에서 상부로 6촌

주치 복통, 구토, 신트림, 가슴두근거림, 전광증

주의 아래로 향한 사자 0.5~1촌, 뜸 가능

⑮ 구미(鳩尾)

위치 명치, 검상돌기 바로 아래, 배꼽에서 상부로 7촌

주치 흉통, 복부팽만, 전광증

주의 아래로 향한 사자 0.4~0.6촌, 뜸 가능

⑯ 중정(中庭)

위치 신체 전면 중앙선에서 제 5번 늑골의 수평선 지점

주치 흉부·옆구리 통증, 심장통, 구토

주의 평자 0.3~0.5촌, 뜸 가능

⑰ 전중(膻中)

위치 신체 전면 중앙선에서 제 4번 늑골의 수평선 지점, 양측 유두의 중앙

주치 기침, 천식, 흉통, 가슴두근거림, 모유결핍, 구토

주의 평자 0.3~0.5촌, 뜸 가능

⑱ 옥당(玉堂)

위치 신체 전면 중앙선에서 제 3번 늑골의 수평선 지점

주치 기침, 천식, 흉통, 구토

주의 평자 0.3~0.5촌, 뜸 가능

⑲ 자궁(紫宮)

위치 신체 전면 중앙선에서 제 2번 늑골의 수평선 지점

주치 기침, 천식, 흉통

주의 평자 0.3~0.5촌, 뜸 가능

⑳ 화개(華盖)

위치 신체 전면 중앙선, 흉골각(제 2번 늑골 연결지점)의 중앙

주치 기침, 천식, 흉통, 구토

주의 평자 0.3~0.5촌, 뜸 가능

㉑ 선기(璇玑)

위치 신체 전면 중앙선, 흉골병의 중앙

주치 기침, 천식, 흉부통증, 인후부 통증

주의 평자 0.3~0.5촌, 뜸 가능

㉒ 천돌(天突)

위치 흉골위의 오목한 곳, 양측 쇄골 내측두의 사이

주치 기침, 천식, 흉부통증, 인후부 통증, 쉰 목소리, 갑상선 종대, 매핵기

주의 먼저 0.2촌 직자후 다시 침끝을 흉골뼈에 붙여서 아래로 1~1.5촌 자침

㉓ 렴천(廉泉)

위치 설골 상부의 오목한 곳

주치 혀의 종대, 유연(流涎), 혀의 강직, 쉰 목소리, 연하곤란

주의 설근(舌根) 방향으로 사자 0.5~0.8촌

㉔ 승장(承漿)

위치 아래턱의 정중앙

주치 구안와사, 치통, 유연, 쉰 목소리, 전광증

주의 사자 0.3~0.5촌, 뜸 가능

3 경외기혈(經外奇穴)

1. 두부(頭部)

① 사신총(四神聰)

위치 백회혈에서 사방으로 각 1촌 부위

주치 두통, 어지러움, 불면증, 건망증, 전광증

주의 평자 0.5~0.8촌

② 인당(印堂)

위치 양 미간의 중앙

주치 두통, 어지러움, 불면증, 코피, 전광증, 축농증

주의 평자 0.3~0.5촌

③ 어요(魚腰)

위치 눈썹의 정중앙

주치 안와의 상부뼈 통증, 안검경련, 안검하수, 안구충혈, 목예(目翳)

주의 평자 0.3~0.5촌

④ 태양(太陽)

위치 눈꼬리 끝부위와 눈썹이 만나는 곳

주치 두통, 안구질환

주의 직자 혹은 사자 0.3~0.5촌, 동맥은 피할 것, 사혈 가능

⑤ 안면(安眠)

위치 예풍혈(삼초경: 귓밥의 뒷쪽, 유양돌기와 하악각 사이)과 풍지혈(풍부혈의 수평선, 흉쇄유돌근과 승모근 기시점 사이 중간의 오목한 곳)의 연결선상에서 중간

주치 불면증, 어지러움, 두통, 가슴두근거림, 전광증

주의 직자 0.8~1.2촌

2. 체간부

① 경벽(頸臂)

위치 쇄골 내측 1/3지점에서 상부로 1촌

주치 상완의 마비, 상지장애

주의 직자 0.5~0.8촌, 아래로 사자 금지

② 자궁혈(子宮穴)

위치 중극혈(배꼽아래 4촌)에서 옆으로 3촌

주치 불임증, 생리불순, 생리통, 자궁하수

주의 직자 0.8~1.2촌

③ 정천(定喘)

위치 대추혈 옆으로 0.5촌

주치 기침, 천식

주의 직자 0.5~0.8촌

④ 결핵혈(結核穴)

위치 대추혈 옆으로 3.5촌

주치 폐결핵과 기타 결핵병

주의 직자 0.5~0.8촌

⑤ 화타협척(華陀夾脊)

위치 흉추 1번에서 요추 5번까지 각 극돌기 하부 옆으로 0.5촌

주치 흉추 1-3번: 상지질환
흉추 1-8번: 흉부질환
흉추 6-요추5번: 복부질환
요추 1-5번: 하체질환

주의 사자 0.5~1촌

⑥ 요안(腰眼)

위치 제 4번 요추 극돌기 아래, 옆으로 3~4촌 오목한 곳

주치 요통, 생리불순, 대하증

주의 직자 1~1.5촌, 뜸 가능

3. 사지부(四肢部)

① 십선(十宣)

위 치 손가락 10개의 말단부 정중앙, 손톱 아래 0.1촌

주 치 혼미, 고열, 간질, 인후부 통증

주 의 직자 0.1~0.2촌, 사혈 가능

② 팔사(八邪)

위 치 손가락이 갈라지는 곳

주 치 열병, 안구통증

주 의 직자 0.5~0.8촌, 사혈 가능

③ 요통혈(腰痛穴)

위 치 손등에서 팔목주름 아래로 1촌, 손 신전건 지대의 외측 오목한 곳 (한 손에 두 곳)

주 치 급성 요부 염좌

주 의 손 중심을 향하여 사자 0.5~0.8촌

④ 이백(二白)

위 치 손바닥측 손목주름에서 상부로 4촌, 요골측 손목 굴곡건의 양측 (한 손에 두 곳)

주 치 치질, 탈장

주 의 직자 0.5~1촌

⑤ 비중(臂中)

위 치 팔꿈치 주름과 손목 주름의 중간, 요골과 척골의 사이

주 치 상지장애, 상지경련, 하완부의 통증, 히스테리

주 의 직자 1~1.5촌, 뜸 가능

⑥ 견전(肩前)

위 치 겨드랑이 앞 주름과 견우혈의 연결선에서 정중앙

주 치 어깨·상완통증, 팔을 못 들어 올림

주 의 직자 1~1.5촌, 뜸 가능

⑦ 환중(環中)

위치 환도와 요수혈의 연결선상에서 정중앙

주치 좌골신경통, 요통, 대퇴통증

주의 직자 2~3촌, 뜸 가능

⑧ 사강(四强)

위치 무릎뼈에서 직상방으로 4.5촌

주치 하지위축, 운동장애

주의 직자 1.5~2촌, 뜸 가능

⑨ 학정(鶴頂)

위치 무릎뼈 바로 위

주치 슬관절통증, 운동장애, 종아리 무력

주의 직자 0.3~0.8촌, 뜸 가능

⑩ 슬안(膝眼)

위치 무릎뼈 아래 오목한 곳(양측)

주치 슬관절통증, 각기병

주의 무릎 중앙을 향하여 사자 0.5~1촌

⑪ 담낭혈(膽囊穴)

위치 양능천혈 아래 1~2촌

주치 급·만성 담낭염, 담결석, 하지마비

주의 직자 1~1.5촌

⑫ 란미혈(蘭尾穴)

위치 족삼리혈 아래 2촌

주치 급·만성 맹장염, 소화불량, 하지 마비

주의 직자 1~1.5촌

Memo

제 3 장

각 증상별 응용법

1. 호흡기 질환

(1) 감기

정 의 상호흡기가 바이러스에 감염된 증상.

원 인

1. 외인
   1) 풍한(風寒) 침입
   2) 풍열(風熱) 침입
2. 내인
   1) 기혈부족(氣血不足)
   2) 기음부족(氣陰不足)

감 별

1. 폐렴
2. 폐결핵

진단요점

증상, 혈액검사, 흉부방사선

분 류

1. 풍한(風寒) 감기

- **원인:** 찬바람 맞아서 발생
- **증상:** 두통, 사지통증, 재체기, 코막힘, 맑은 콧물, 오한 발열, 무한(無汗)
- **치료:** 열결, 풍문, 풍지, 합곡

2. 풍열(風熱) 감기

- **원인:** 상호흡기 감염
- **증상:** 발열, 재체기, 황색 콧물, 발한, 구강건조, 인후부 통증
- **치료:** 대추, 곡지, 합곡, 어제, 외관

3. 기타 치료법

- **치료법 1:** 대추, 폐수, 곡지
- **치료법 2:** 대추, 합곡, 족삼리

주의사항

1. 시술기간 중 찬바람을 맞지 않는다.
2. 시술 후 찬물로 목욕하지 않는다.

(2) 기침

정 의 기관지에 이물질이 들어가거나 내부에서 이물질이 발생하면 그것을 빼내기 위해서 반사적으로 기관지를 수축시키면서 발생하는 소리. 혹은 상호흡기 감염으로 인한 기관지의 보호반사적인 것.

원 인

1. 외인
   1) 풍한(風寒) 침입
   2) 풍열(風熱) 침입
2. 내인
   1) 폐기(肺氣) 부족
   2) 간기상역(肝氣上逆)
   3) 신기(腎氣) 부족

감 별

1. 폐렴
2. 폐결핵
3. 기관지 확장증
4. 폐암

진단요점

증상, 혈액검사, 흉부방사선

분 류

A. 외감(外感)

1. 풍한(風寒) 기침

- ※ **원인**: 찬바람 맞아서 발생
- ※ **증상**: 기침, 두통, 사지통증, 재체기, 코막힘, 맑은 콧물, 오한 발열, 무한(無汗)
- ※ **치료**: 폐수, 열결, 합곡

2. 풍열(風熱) 기침

- ※ **원인**: 상호흡기 감염
- ※ **증상**: 기침, 발열, 재체기, 황색 콧물, 발한, 구강건조, 인후부 통증
- ※ **치료**: 폐수, 열결, 합곡, 대추, 외관, 소상, 척택

B. 내상(內傷)

1. 담습침폐(痰濕侵肺)

- ※ **원인**: 비장이 허약하여 가래를 대량 생성함
- ※ **증상**: 기침, 대량가래, 흉부답답함, 식욕부진, 피로
- ※ **치료**: 폐수, 태연, 장문, 태백, 풍륭

2. 간화상폐(肝火傷肺)

- ※ **원인**: 간경의 열이 폐를 손상시킴
- ※ **증상**: 기침, 심리와 유관, 평소 화를 잘냄, 혹은 흉부통증, 안면홍조
- ※ **치료**: 폐수, 척택, 양능천, 태충

3. 신기부족(腎氣不足)

- ※ **원인**: 신장이 허약하여 폐기를 아래로 못 내림
- ※ **증상**: 기침, 피로, 신체허약, 혹은 호흡촉박, 요통
- ※ **치료**: 보: 경거, 복류
  사: 태백, 태계

주의사항

1. 담배나 공해에 노출시키지 않는다.
2. 기관지에 자극적인 화학물질을 흡입하지 않는다.

(3) 천식

정 의 면역계에 이상이 있는 질환으로 이물질 흡입시 기관지가 수축되어 호흡곤란을 유발하는 병증, 기본적으로 면역계의 이상을 가지고 있는데다가 먼지, 꽃가루 등으로 유발.

원 인

1. 외인
   1) 풍한(風寒) 침입
   2) 꽃가루, 먼지 침입
   3) 기타
2. 내인
   1) 폐기(肺氣) 부족
   2) 비허담생(脾虛痰生)
   3) 신기(腎氣) 부족

감 별

1. 폐렴
2. 폐결핵

진단요점

증상, 혈액검사, 흉부방사선

분 류

A. 실증

1. 풍한(風寒) 천식

❀ **원인:** 풍한사(風寒邪) 등 침입

❀ **증상:** 호흡촉박, 기침, 맑은 가래, 무한(無汗), 혹은 오한

❀ **치료:** 전중, 열결, 폐수, 척택, 풍문, 천돌, 정천

2. 담열(痰熱) 천식

❀ **원인:** 비장이 허약하여 가래를 대량 생성함

❀ **증상:** 호흡촉박, 기침, 황색 가래, 가슴 답답함, 식욕부진

❀ **치료:** 전중, 열결, 폐수, 척택, 풍륭, 천돌, 정천

B. 허증

1. 폐신허약(肺腎虛弱)

❀ **증상:** 호흡촉박, 호흡무력, 활동후 발한, 피로, 혹은 신체수척

❀ **치료법 1:** 폐수, 고황, 기해, 신수, 족삼리, 태연, 태계

❀ **치료법 2:** 대돈을 보하고, 태백을 사한다.

C. 기타 치료법

❀ **치료법 1:** 폐수, 합곡, 풍지

❀ **치료법 2:** 정천, 열결, 합곡, 전중, 척택, 폐수, 영태(靈台), 신수, 족삼리, 태연, 천돌

❀ **치료법 3:** 폐수, 풍문, 대추

❀ **치료법 4:** 조해, 공손, 기해

주의사항

1. 천식을 유발하는 물질을 인지하고 있고, 주의한다.

2. 평소 운동, 식이 등을 통하여 면역을 증강시킨다.
3. 규칙적인 운동을 실시하여 폐활량을 높이고, 심장의 기능을 향상시킨다.
4. 환절기에 상호흡기에 감염되지 않도록 보온 등에 각별히 주의한다.
5. 노동과 휴식을 적절히 안배하여 면역 기능이 떨어지지 않도록 한다.

2. 순환기 질환

(1) 심근경색

정 의 동맥경화로 인해 심근에 혈액순환이 원활하지 않아 발생하는 병증. 심리, 식사, 자연환경 등과도 일정의 관계가 있다.

원 인

1. 외인
   1) 풍한(風寒)침입
2. 내인
   1) 음허화왕(陰虛火旺)
   2) 심기(心氣) 부족
   3) 간양상항(肝陽上亢) – 교감신경 항진

감 별

1. 외상
2. 늑간 신경통
3. 위궤양, 위경련
4. 급성췌장염

진단요점

심전도, 혈액검사, 초음파·방사선 검사

분 류

1. 신허(腎虛)

❀ **원인:** 심신불교(心腎不交: 심장과 신장이 서로 교통하지 않음)

❀ **증상:** 평소 겁이 많고 자주 두근거림, 혹은 요통, 두통

❀ **증상:** 보: 경거, 복류

사: 태백, 태계

2. 심장허약

❀ **원인:** 과도한 스트레스

❀ **증상:** 평소 생활에서 과도한 스트레스, 잦은 부정맥

❀ **치료:** 보: 대돈, 소충

사: 음곡, 소해(少海)

3. 기타 처방

❀ **치료법 1:** 내관, 극문(郄門), 천돌, 전중, 심수, 궐음수 – 통증시 사용

❀ **치료법 2:** 전중, 거궐(巨闕), 중완, 내관, 통리, 족삼리, 삼음교

❀ **치료법 3:** 내관, 전중, 삼음교, 족삼리, 음능천

주의사항

1. 평소 식이요법을 실시한다.
2. 심리적인 안정을 취한다.
3. 적당한 운동을 한다.
4. 노동과 휴식을 적절히 조절한다.
5. 고지질혈증을 관리한다.
6. 혈관 확장제나 아스피린 등을 가정 상비약으로 구비해 둔다.

(2) 심계(心悸)

정 의 심장의 박동수와 박동력이 증가하여 나타나는 가슴두근거리는 증상

원 인

1. 음허화왕(陰虛火旺)
2. 심기(心氣) 부족
3. 간양상항(肝陽上亢) – 교감신경 항진

감 별

1. 심근경색
2. 약물성
3. 일시적인 증상

진단요점

심전도, 혈액검사, 혹은 초음파

분 류

1. 심근경색

- **원인:** 심장과 신장이 상호 통하지 않음
- **증상:** 평소 겁이 많고 자주 두근거림, 혹은 요통, 두통
- **치료:** 보: 경거, 복류
  사: 대백, 태계

2. 심장허약

- **원인:** 과도한 걱정
- **증상:** 평소 생활에서 과도한 스트레스, 잦은 부정맥
- **치료:** 보: 대돈, 소충
  사: 음곡, 소해(少海)

3. 스트레스

❀ **원인:** 과도한 스트레스

❀ **증상:** 평소 잦은 분노, 혹은 과도한 음주

❀ **치료:** 보: 음곡, 곡천
사: 경거, 중봉

주의사항

1. 원인 불명으로 급작스럽게 심계 증상이 출현하였으면 심전도를 검사한다.
2. 커피 등 카페인 함유량이 많은 음료를 주의한다.

(3) 고혈압

정 의 혈압이 정상보다 초과된 상태, 동맥경화, 심리, 온도 등과도 상관 있다.

원 인

1. 간기상항(肝氣上亢)
2. 담조어혈(痰阻瘀血)
3. 음허화왕(陰虛火旺)

감 별

1. 갑상선 기능항진
2. 일시적인 혈압상승
3. 화학물질로 인한 일시적인 혈압상승

진단요점

혈압, 혈액, 혈관, 신장, 심장 검사

분 류

1. 간양상항(肝陽上亢) – 교감신경 항진

- **증상**: 평소 화를 잘 냄, 두통, 안면홍조
- **치료법1**: 풍지, 간수, 신수, 행간, 협계
- **치료법2**: 풍지, 행간, 태백, 태계, 내관, 조해

2. 담습조락(痰濕阻絡) – 동맥경화, 고지질혈증

- **증상**: 가슴답답함, 혹은 신체 비만, 전신 무거운 감, 혹은 가래
- **처방**: 풍륭, 중완, 내관, 해계, 두유

3. 간음부족(肝陰不足)

- **증상**: 오후발열, 구강건조, 설태소량, 도한, 가슴답답함, 건망증, 어지러움, 화를 잘냄
- **처방**: 보: 경거, 복류
사: 태백, 태계

주의사항

1. 항상 심리적인 안정을 취한다.
2. 식이요법을 실시한다(저나트륨, 저지방식).
3. 체중을 조절한다.
4. 적당한 운동을 한다.
5. 겨울에 보온에 주의한다.
6. 고지질혈증, 당뇨병, 비만 등을 철저히 관리한다.

3. 소화기 질환

(1) 위장병

정 의 상복부 불편감, 혹은 통증, 소화불량, 식욕부진, 혹은 대변이상이 있는 병증.

원 인

1. 외인
   1) 풍한(風寒) 침입
   2) 식이 부조화
2. 내인
   1) 간기울체(肝氣鬱滯)
   2) 비위허약

감 별

1. 심장병
2. 신장결석
3. 담낭결석
4. 급성췌장염

진단요점

위내시경 검사, 방사선 검사

분 류

1. 한사침위(寒邪侵胃)

❀ **증상:** 갑작스런 상복부 통증, 통증 급박, 혹은 설사, 따뜻한 것을 좋아함

❀ **치료법1:** 속골, 충양

치료법2: 내관, 중완, 족삼리, 내정

치료법3: 족삼리, 위수

2. 식이 부조화

❀ **증상:** 식후 30분에서 1시간내에 발생, 상한 음식, 혹은 체질과 적합하지 않은 음식 대량 섭취후 발병 가능, 설사, 혹은 구토

❀ **치료법 1:** 중완, 내관, 천추, 족삼리

구토증상이 있으면 금진, 옥액혈을 추가하고, 복통이 심하면 신궐, 기해, 관원, 공손혈을 추가한다.

❀ **치료법 2:** 중완, 내관, 천추, 관원, 족삼리

3. 간기범위(肝氣犯胃)

❀ **증상:** 평소 화를 잘 냄, 통증이 심리와 유관함, 혹은 옆구리까지 통증

❀ **치료법 1:** 행간, 협계, 신문, 중완, 족삼리

❀ **치료법 2:** 중완, 기문, 내관, 족삼리, 양능천

4. 비위허약

❀ **증상:** 평소 조금만 잘못 먹어도 복통, 설사, 피로, 소화불량, 안면초췌

❀ **치료법 1:** 비수, 위수, 중완, 장문, 내관, 족삼리

❀ **치료법 2:** 보 – 양곡, 해계

사 – 임읍, 함곡

5. 신양부족(腎陽不足)

❀ **증상:** 평소 사지냉한, 두통, 어지러움, 소화불량, 설사, 요통, 건망증

❀ **치료:** 보 – 경거, 복류

사 – 대돈, 용천

주의사항

1. 심리적인 안정 취한다.

2. 자극적인 음식을 금한다(술, 커피, 매운 음식, 뜨거운 음식 등).
3. 찬 음식을 금한다.
4. 소화 잘되는 음식을 섭취한다.
5. 규칙적인 식사를 한다(정시, 정량).
6. 식후 바로 노동, 운동을 하거나 누워서 휴식을 하지 않는다.

(2) 복통

정 의 배꼽주변의 통증, 혹은 대변이상 초래.

원 인

1. 외인
   1) 풍한(風寒) 침입
   2) 음식정체
2. 내인
   1) 비위허약

감 별

1. 급성 췌장염
2. 담낭결석
3. 위궤양

진단요점

위내시경, 복부 방사선 검사, 혈액 검사

분 류

1. 한사내적(寒邪內積)

❀ **증상:** 급작스런 통증, 사지한냉, 설사, 따뜻한 것을 좋아함

※ **치료:** 중완, 신궐, 관원, 족삼리, 공손

2. 음식정체

※ **증상:** 식후 복부팽만, 트림, 구취, 설사후 경감

※ **치료:** 중완, 천추, 기해, 족삼리, 내정

3. 비위허한

※ **증상:** 평소 잦은 복통, 설사, 피로, 신체수척

※ **치료:** 비수, 위수, 중완, 기해, 장문, 족삼리

4. 간비불화(肝氣不和)

※ **증상:** 평소 화를 잘냄, 안구충혈, 복통 심리와 유관

※ **치료:** 보: 양곡, 해계

사: 족임읍, 함곡

주의사항

1. 함부로 진통제를 복용하지 않는다.
2. 통증의 정도가 점진적으로 강해지면 정밀검사를 받는다.
3. 시술중에 의식혼미가 있으면 정밀검사를 받는다.
4. 통증시 함부로 음식물을 섭취하지 않는다.

(3) 구토

정 의 위장의 내용물이 구강으로 배출되는 증상.

원 인

1. 외인

1) 한사(寒邪) 침입

2) 습열(濕熱) 침입

2. 내인

1) 간기범위(肝氣犯胃)

2) 비위허한(脾胃虛寒)

3) 위음부족(胃陰不足)

4) 식적(食積)

5) 담음(痰飮)

감 별

1. 멀미
2. 화학물질 중독
3. 뇌출혈
4. 장폐색

진단요점

증상, 외상시 뇌영상진단, 위내시경 검사, 복부 방사선 검사

분 류

1. 한사내적(寒邪內積)

❀ **증상:** 구토, 사지한냉, 설사, 따뜻한 것을 좋아함

❀ **치료:** 중완, 위수, 족삼리, 내관, 상완

2. 습열침입

❀ **증상:** 구토, 식후 바로 구토, 구취, 신트림, 구강건조, 혹은 변비

❀ **치료:** 중완, 위수, 족삼리, 내관, 합곡, 금진, 옥액

3. 간기범위(肝氣犯胃)

❀ **증상:** 구토가 심리와 유관, 고도의 스트레스후 발병, 혹은 협부통증, 신트림

❀ **치료법 1:** 중완, 위수, 족삼리, 내관, 양능천, 태충

❀ **치료법 2:** 거궐에서 하원까지 관통시킨다.

❀ **치료법 3:** 보 – 음곡, 소해(少海)

사 – 대돈, 소충

4. 비위허약

❀ **증상:** 평소 잦은 구토, 신체허약, 상복부 냉한, 설사, 식욕부진

❀ **치료:** 중완, 위수, 족삼리, 내관, 비수, 장문

5. 담음내정(痰飮內停)

❀ **증상:** 평소 잦은 구토, 구강내 가래나 타액 대량, 피로, 식욕부진

❀ **치료법 1:** 중완, 위수, 족삼리, 내관, 비수, 천추, 삼음교, 하원, 양구, 혈해, 수천, 지기, 상거허, 비수, 신수

❀ **치료법 2:** 중완, 위수, 족삼리, 내관, 전중, 풍륭

6. 위음부족(胃陰不足)

❀ **증상:** 구토, 신체수척, 구강건조, 식후 바로 구토, 피로

❀ **치료법 1:** 내관, 중완, 신도, 영태

❀ **치료법 2:** 위수, 천돌, 전중, 양구, 내관, 중완, 족삼리, 삼음교

주의사항

1. 구토 발생 며칠 전에 뇌부위 외상사가 있으면 뇌진탕을 의심한다.
2. 급작스런 구토와 의식장애가 있으면 뇌병변을 의심한다.
3. 화학물질의 중독이 의심되면 정밀검사를 받는다.

(4) 설사

정 의 대변의 수분량과 횟수가 증가한 병증.

원 인

1. 외인

1) 한사(寒邪) 침입

2) 습열(濕熱) 침입

2. 내인

1) 비장허한 (脾臟虛寒)

2) 신장허약(腎臟虛弱)

감 별

1. 설사제 복용
2. 식중독
3. 화학물질 중독

진단요점

대변검사, 대장검사

분 류

1. 한사침입(寒邪侵入)

❀ **증상:** 수분이 많은 설사, 식욕부진, 피로, 오한

❀ **치료법 1:** 중완, 천추, 대장수, 족삼리, 신궐, 음능천

❀ **치료법 2:** 중완, 천추, 상거허, 음능천

2. 습열침입(濕熱侵入)

❀ **증상:** 점액성 설사, 복통, 항문 작열감, 식욕부진

❀ **치료법 1 :** 천추, 족삼리

❀ **치료법 2 :** 천추, 족삼리, 신궐, 중완, 기해, 공손

3. 비장허한

❀ **증상:** 잦은 설사 및 복통, 신체허약, 피로, 찬음식 섭취후 설사

❀ **치료법 1:** 비수, 장문, 중완, 천추, 족삼리

❀ **치료법 2:** 장강

❀ **치료법 3:** 중완, 천추, 족삼리

4. 신양부족(腎陽不足)

❀ **증상:** 새벽에 설사 및 복통, 하체냉한, 피로, 요통

❀ **치료법 1:** 비수, 장문, 중완, 천추, 족삼리, 명문, 관원

❀ **치료법 2:** 중완, 관원, 천추, 상거허, 음능천

❀ **치료법 3:** 장문, 비수, 신수, 명문, 수분, 신궐, 기해, 천추

주의사항

1. 설사량이 대량이면 탈수에 주의한다.
2. 설사에 혈변이 대량이면 쇼크에 주의한다.

4. 간·담 질환

(1) 협통(脇痛)

정 의 옆구리(겨드랑이에서 부유늑골까지) 부위의 통증.

원 인

1. 외인
   1) 외상 후유증
2. 내인
   1) 간기울결(肝氣鬱結)
   2) 간신허약(肝腎虛弱)

감 별

1. 늑골 골절
2. 암

진단요점

방사선 검사

분 류

1. 외상 후유증

※ **증상**: 외상사(外傷史), 날씨가 흐리면 가중

※ **치료법1**: 보(건측) – 태백, 태연
사(건측) – 곡지, 아시혈

※ **치료법2**: 지구(우측), 양능천(우측), 내관(좌측)

2. 간기울결(肝氣鬱結)

※ **증상**: 흉·협통, 심리와 유관, 가슴답답함, 혹은 구토 및 식욕부진

※ **치료법1**: 기문, 지구, 양능천, 족삼리, 태충

※ **치료법2**: 유근, 천지, 지구, 양능천

3. 간신허약(肝腎虛弱)

※ **증상**: 경미한 협통, 어러지러움, 신체허약, 심계, 안면창백, 피로

※ **치료**: 간수, 신수, 기문, 행간, 족삼리, 삼음교

주의사항

1. 앞가슴과 왼쪽 옆구리에 통증이 있으면 심장병을 의심한다.

(2) 황달

정 의 안구, 피부, 소변에 황색이 나타나는 증상

원 인

1. 외인
   1) 습열침입

2. 내인

1) 비장허한(脾臟虛寒)

2) 간담어적(肝膽瘀積)

3) 식이 부조화

감 별

1. 귤, 당근 등 황색 색소가 많은 음식 대량 섭취
2. 화학물질 중독

진단요점

혈액검사, 간기능 검사

분 류

1. 양황증(陽黃證)

❀ **증상:** 피부·안구가 밝으면서 선명한 황색, 발열, 입씀, 복부팽만, 소변황색, 설태가 누렇고 미끈함.

❀ **치료:** 지양, 완골, 양능천, 태충

2. 음황증(陰黃證)

❀ **증상:** 피부·안구가 어두운 황색, 피로, 취위를 탐, 식욕부진, 복부팽만, 설사, 설태가 희고 미끈거림.

❀ **치료:** 비수, 족삼리, 담수, 양능천, 삼음교, 기해

3. 기타 치료법

1) 담낭허증: 보 – 족통곡, 협계
사 – 상양, 족규음

2) 간장허증: 보 – 음곡, 곡천
사 – 경거, 중봉

3) 비장허증: 보 – 소부, 대도
사 – 대돈, 은백

주의사항

1. 전염성 간염이 의심되면 감염에 주의한다.

(3) 고창(鼓脹)

정 의 복부에 물이 차서 북처럼 불룩해진 질병, 현대 의학용어로는 간경화, 결핵성 복막염, 흑열병, 디스토마, 복강내의 암 등으로 복부·흉강에 물이 찬 병증이다.

원 인

1. 외인
   1) 습열 침입
   2) 미생물 침입
2. 내인
   1) 간기울체(肝氣鬱滯)
   2) 기체어혈(氣滯瘀血)
   3) 비허실운(脾虛失運)

감 별

1. 비만
2. 임신

진단요점

혈액검사, 초음파

분 류

1. 기고(氣鼓)

- 증상: 복부팽만, 피부색 불변, 누르면 들어가고 잘 올라옴, 화낸 후 가중, 복부·옆구리 팽만, 배변불창
- 치료: 전중, 중완, 기해, 족삼리, 태충

2. 수고(水鼓)

- 증상: 복부팽만(개구리 배와 유사), 피부가 당김, 혹은 하지 부종, 피로, 배뇨장애, 설사, 자세에 따라 변동, 혹은 물소리
- 치료: 비수, 신수, 수분, 복류, 공손

3. 혈고(血鼓)

- 증상: 복부팽만, 딱딱한 덩이, 혹은 병변부위 통증, 피부검붉은 자색, 혹은 대변 흑색
- 치료: 기문, 장문, 석문, 삼음교

4. 간기부족(肝氣不足)

- 증상: 안구충혈, 화를 잘냄, 피로, 식욕부진, 소화불량
- 치료: 보 – 음곡, 곡천
  사 – 경거, 중봉

5. 비장허약

- 증상: 식욕부진, 소화불량, 설사, 피로
- 치료: 보 – 소부, 대도
  사 – 대돈, 은백

5. 비뇨기 질환

(1) 배뇨장애

정 의 소변배출이 어려운 병증, 소변을 배출하지 않으면 부종이 생기고, 심하면 뇨독증으로 사망하기도 한다.

원 인

1. 외인
   1) 방광 습열(濕熱) 침입
   2) 척추 외상
2. 내인
   1) 방광 기화불리(氣化不利)
   2) 신양부족(腎陽不足)

감 별

1. 전립선비대
2. 비뇨기 결석
3. 비뇨기 암

진단요점

소변검사, 비뇨기 초음파

분 류

1. 외상성 배뇨곤란

※ **증상:** 척추손상, 혹은 하반신 장애

※ **치료법 1:** 관원, 족삼리, 삼음교, 중완

※ **치료법 2:** 중급, 삼음교, 혈해

2. 방광습열

❀ **증상**: 소변량 감소, 소변시 뇨도 작열감, 구강건조, 혹은 변비

❀ **치료**: 삼음교, 음능천, 방광수, 중급

3. 방광 기화불리(氣化不利)

❀ **증상**: 배뇨장애, 하복부 팽만

❀ **치료법 1**: 귀래, 삼음교

❀ **치료법 2**: 관원, 중급, 족삼리, 기해, 폐수, 음곡, 삼음교, 음능천

❀ **치료법 3**: 관원, 곡골, 삼음교

❀ **치료법 4**: 기해, 관원, 중급, 위중

4. 신양허약(腎陽不足)

❀ **증상**: 배뇨장애, 배뇨 무력, 요통, 하지무력, 사지 냉한

❀ **치료**: 음곡, 신수, 삼초수, 기해, 위양

(2) 수종

정 의 소변이 정상적으로 배출되지 않아 체액이 체내에 저류한 증상.

원 인

1. 외인
   1) 풍한(風寒) 침입
2. 내인
   1) 신기부족(腎氣不足)
   2) 비허습열(脾虛濕熱)
   3) 간기허약(肝氣虛弱)

감 별

1. 신부전

2. 간경화

3. 갑상선 기능저하

진단요점

1. 소변검사

2. 신장기능, 간기능 검사

분 류

1. 풍한(風寒) 침입

❀ **증상**: 찬바람 많이 쐰 후 발생, 혹은 감기증상

❀ **치료**: 폐수, 삼초수, 편력, 음능천, 합곡

2. 신양부족(腎陽不足)

❀ **증상**: 평소 추위를 많이 탐, 피로, 건망증, 요통, 정력감퇴, 불감증

❀ **치료**: 보: 경거, 복류
사: 태백, 태계

3. 비허습열

❀ **증상**: 식욕부진, 대변설사, 두꺼운 설태, 혹은 누렇고 두꺼운 설태, 간염 혹은 장기간 음주 경력, 사지무력

❀ **치료**: 보: 소부, 대도
사: 대돈, 은백

4. 간기허약

❀ **증상**: 간염 혹은 장기간 음주 경력, 복수

❀ **치료**: 보: 음곡, 곡천
사: 경거, 중봉

6. 내분비 질환

(1) 당뇨병

정 의 소변에 당분이 배출되는 증상, 인슐린 의존형 당뇨병(I형)과 인슐린 비의존형 당뇨병(II형)으로 나눈다. 그중 II형 당뇨병을 성인병 당뇨병이라 부르고 가장 많다.

원 인

1. 식이 부조화
2. 비위허약(脾胃虛弱)
3. 간신허약(肝腎虛弱)

감 별

1. 임신성
2. 호르몬성

진단요점

혈당검사

분 류

1. 상소(上消) – 폐허(肺虛) 위주

※ **증상**: 심한갈증 위주, 다식, 다뇨

※ **치료법** 1: 소부, 심수, 태연, 폐수, 이수(胰俞: 흉추 8번 아래, 옆으로 1.5촌)

※ **치료법** 2: 보 – 태연, 태백

사 – 소부, 어제

2. 중소(中消) – 비위(脾胃) 위주

❀ **증상**: 다식 위주, 잦은 기아감, 신체수척, 혹은 대변건조, 혹은 혀 건조

❀ **치료법 1**: 내정, 삼음교, 비수, 위수, 이수(胰俞: 흉추 8번 아래, 옆으로 1.5촌)

❀ **치료법 2**: 보 – 양곡, 해계
사 – 족임읍, 함곡

3. 간기허약(肝氣虛弱)

❀ **증상**: 평소 화를 잘 냄, 성격이 예민함, 심리에 따라 혈당의 변화

❀ **치료**: 보: 음곡, 곡천
사: 경거, 중봉

4. 하소(下消) – 신허(腎虛) 위주

❀ **증상**: 빈뇨, 소변량 증가, 구강건조, 도한, 요통

❀ **치료**: 보: 경거, 복류
사: 태백, 태계

주의사항

1. 식이요법을 철저히 실시한다.
2. 정상 체중을 유지한다.
3. 사지말단을 청결히 하고, 순환이 잘 되게 한다.
4. 규칙적인 생활과 운동을 실시한다.

(2) 갑상선 병변

정 의 갑상선 종대, 갑상선 기능항진, 갑상선 기능저하 등을 총괄하여 말한다.

원 인

1. 정지울결(情志鬱結)
2. 기체혈어(氣滯血瘀)

3. 담성결체(痰盛結滯)

4. 신기부족(腎氣不足)

감 별

1. 갑상선 종대
2. 갑상선 기능 항진
3. 갑상선 기능 저하

진단요점

갑상선 호르몬 검사, 갑상선 초음파

분 류

1. 음허화왕(陰虛火旺)

- **증상**: 오후발열, 도한, 토끼변, 수족중앙 발열, 건조한 혀, 맥박수 증가
- **치료**: 노회, 기사, 간사, 태충, 태계

2. 기혈부족(氣血不足)

- **증상**: 안면창백, 피로, 어지러움, 가슴두근거림
- **치료**: 합곡, 천정, 수돌, 관원, 조해

3. 신기부족(腎氣不足)

- **증상**: 하체무력, 피로, 건망증, 요통, 정력감퇴, 불감증
- **치료**: 보: 경거, 복류
  사: 태백, 태계

(3) 성기능 장애

정 의 생식기관은 해부, 생리적으로 정상인데 발기가 되지 않아 정상적인 성행위를 할 수 없는 병증.

원 인

1) 신기부족(腎氣不足)
2) 간기울체(肝氣鬱滯)
3) 담혈어결(痰血瘀結)

감 별

1. 해부, 생리적 이상으로 인한 발기불능
2. 척추 손상성
3. 중풍 후유증

진단요점

혈액검사, 호르몬 검사, 전립선 검사

분 류

1. 신기부족(腎氣不足)

❀ **증상**: 요통, 하체무력, 피로, 두통, 가슴두근 거림, 건망증, 정력감퇴, 불감증
❀ **치료법** 1: 신수, 명문, 삼음교, 관원
❀ **치료법** 2: 보 – 경거, 복류
사 – 태백, 태계

2. 간기울체(肝氣鬱滯)

❀ **증상**: 요통, 하체무력, 피로, 두통, 가슴두근 거림, 건망증, 정력감퇴, 불감증
❀ **치료법** 1: 기문, 전중, 태충, 대능, 관원, 연곡
❀ **치료법** 2: 보 – 음곡, 곡천
사 – 경거, 중봉

3. 담혈어결(痰血瘀結)

❀ **증상**: 신체 비만, 고지질혈증, 혹은 소갈병

❀ **치료:** 족삼리, 풍륭, 음능천, 양능천, 삼음교, 내관, 비수, 신수

주의사항

1. 심리적인 안정을 취한다.
2. 노동과 휴식을 적절히 안배한다.
3. 균형 잡힌 식사를 한다.
4. 술, 담배를 끊는다.

7. 정형외과 질환

(1) 요통

정 의 허리부위의 통증, 심하면 둔부, 대퇴부, 서혜부까지 통증이 있고, 추간원판에 해부학적 변형이 있으면 좌골신경통이 발생하기도 한다.

원 인

1. 외인(外因)
   1) 외사침입 – 한사(寒邪)
   2) 외상
2. 내인(內因)
   1) 신장허약
   2) 대장습열

감 별

1. 비뇨기 결석
2. 척추암
3. 신우신염
4. 골다공증

진단요점

방사선 검사, 증상

분 류

1. 신허(腎虛) 요통

❀ **원인:** 연로하거나 과거 과공상신(過恐傷腎), 신장기능 허약, 과로

❀ **증상:** 요통, 하체무력과 냉한, 피로, 두통, 소변을 자주 봄, 혹은 이명, 정력부족, 혹은 불임증, 불감증, 집중력 저하, 정서불안, 경기

❀ **치료법 1:** 보: 경거, 복류 – 비만자
사: 태백, 태계

❀ **치료법 2:** 보: 경거, 복류 – 수척자
사: 용천, 대돈

2. 대장허(大腸虛) 요통

❀ **원인:** 열성음식(매운것, 술, 인삼, 대추, 녹용, 커피 등) 장기간 섭취

❀ **증상:** 요통, 변비, 혹은 설사, 치질, 항문 작열감

❀ **치료:** 보: 족삼리, 곡지
사: 양계, 양곡

3. 외상성 요통

❀ **원인:** 외상 경력

❀ **증상:** 어혈성 요통, 국소 어혈, 야간 가중

❀ **치료:** 어혈 혈자리: 보: 태백, 태연
사: 곡지
요통치료 혈: 아시혈, 신수, 위중

4. 요통의 기타 치료법

① 곡지 아래 부위에 강한 자극

② 이마의 정중앙에서 미간 방향으로 자침한 후 강하게 자극한다.

③ 두번째 손가락 중수골의 내측 정중앙 부위를 자극한다.

④ 양측 어제혈을 강하게 자극한다.

⑤ 여러 가지 방법으로 했으나 효능이 없으면 장강혈을 강하게 자극한다.

(2) 슬관절통

정 의 무릎부위에 통증, 운동장애, 부종 등이 있는 병증

원 인

1. 외인(外因)
   1) 외사침입 – 한습(寒濕)
   2) 외상
2. 내인(內因)
   1) 신장허약
   2) 방광허약

감 별

1. 외상성 골절
2. 인대 파열
3. 연골의 과도한 파손

진단요점

방사선 검사, 증상

분 류

1. 방광허약

❀ **원인:** 노환이나 비뇨기 감염 병력

※ **증상:** 슬관절 통증 혹은 부종, 소변혼탁, 배뇨시 작열감, 혹은 배뇨통, 빈뇨, 혹은 비뇨기 감염병력

※ **치료:** 보: 상양, 지음
사: 족삼리, 위중

2. 신허(腎虛) 슬관절통

※ **원인:** 년로하거나 과거 과공상신(過恐傷腎), 신장기능 허약, 과로

※ **증상:** 슬관절통, 하체무력과 냉한, 피로, 두통, 소변을 자주 봄, 혹은 이명, 정력부족, 혹은 불임증, 불감증, 집중력 저하, 정서불안, 경기

※ **치료법 1:** 보: 경거, 복류 – 비만자
사: 태백, 태계

※ **치료법 2:** 보: 경거, 복류 – 수척자
사: 용천, 대돈

3. 외상 1

※ **원인:** 슬관절의 인대 손상

※ **증상:** 슬관절 부위 통증 및 운동 장애

※ **치료:** 소해(少海), 외관 – 환측

4. 외상 2

※ **원인:** 슬관절의 연부조직 손상

※ **증상:** 슬관절 부위 통증 및 운동 장애

※ **치료:** 슬안, 혈해, 양구, 아시혈

주의사항

1. 체중 조절을 한다
2. 급성기나 심한 퇴행성은 중력성 운동을 하지 않는다
3. 골다공증이 있으면 비타민D와 칼슘제를 섭취한다.
4. 무릎관절을 따뜻하게 한다.

5. 운동전 충분한 준비운동을 한다.

(3) 좌골신경통

정 의 둔부에서 하퇴부가 당기는 듯한 방사성 통증, 혹은 저린감, 심하면 종아리, 발바닥까지 통증이 있음.

원 인

1. 외인
   1) 요추손상
   2) 추간원판 탈출증 후유증, 국소 신경 손상, 혹은 부종
2. 내인
   1) 대장(大腸) 허약
   2) 담부(膽腑) 허약

감 별

1. 척추 암
2. 추간공 협착증
3. 외상으로 인한 좌골신경 손상

진단요점

방사선 검사, 증상

분 류

1. 대장 허증

※ **원인:** 열성음식(매운것, 술, 인삼, 대추, 녹용, 커피 등) 장기간 섭취

※ **증상:** 좌골신경통(뒤측), 요통, 변비, 혹은 설사, 치질, 항문 작열감

❀ **치료:** 1. 보: 족삼리, 곡지
사: 양계, 양곡
2. 1번 시술후 건측(健側)의 족삼리, 위중, 곤륜을 평보평사(平補平瀉)

2. 방광 허약

❀ **원인:** 방광감염, 노환 등으로 인한 허약

❀ **증상:** 좌골신경통, 종아리 저림, 무릎부종, 퇴행성 슬관절통, 소변혼탁, 배뇨시 작열감, 혹은 배뇨통, 혹은 비뇨기 감염병력

❀ **치료:** 1. 보: 상양, 지음
사: 족삼리, 위중
2. 1번을 시술후 건측의 족삼리, 위중, 곤륜, 승산을 평보평사

3. 담부 허약

❀ **원인:** 간염병력, 혹은 잦은 음주, 혹은 화를 잘냄, 입씀

❀ **증상:** 뒤측 좌골신경통, 하퇴 옆쪽에 방사통, 혹은 하퇴부에 경련(쥐)이 자주 발생, 안면홍조, 식욕부진, 피로, 안구충혈

❀ **치료:** 1. 보 – 족통곡, 협계
사 – 상양, 족규음
2. 1번 시술후 건측의 족삼리, 위중, 곤륜, 승산을 평보평사하고, 절골, 환도를 사해준다. 저린 증상이 있으면 풍시를 사해준다.

4. 일반 좌골신경통

특수한 원인 없이 그냥 통증만 있으면 건측의 족삼리, 위중, 곤륜을 평보평사한다.

(4) 경추통

정 의 목뒷쪽 부위의 통증, 후두부와 어깨, 상지 부위에 방사통이 있기도 하다.

원 인

1. 외인

1) 경추손상

2) 자세이상

2. 내인

1) 대장허약

2) 간장허약

감 별

1. 경추암
2. 추간공 협착증
3. 오십견

진단요점

방사선검사, 증상

분 류

1. 간장 허약

❀ **원인:** 평소 음주를 즐기거나 혹은 간염보유, 혹은 화를 잘 냄.

❀ **증상:** 경추부위 통증, 혹은 후두부 통증, 혹은 사지 경련이 잘 발생.

❀ **치료:** 보: 음곡, 곡천

사: 경거, 중봉

2. 대장 허약

❀ **원인:** 열성음식(매운것, 술, 인삼, 대추, 녹용, 커피 등) 장기간 섭취

❀ **증상:** 경추통, 변비, 혹은 설사, 혹은 요통, 치질, 항문 작열감

❀ **치료:** 보: 족삼리, 곡지, 견우

사: 양계, 양곡

* 통증이 지속되면 장강혈을 사한다.

3. 기타 치료법

① 경추 5-6번 중앙에서 옆으로 0.5촌, 견우, 곡지, 외관, 합곡
② 경추 환부 중앙에서 옆으로 0.5촌, 후계, 외관, 양능천, 풍지, 대추, 천주
③ 양측 음곡을 자극한다.

(5) 오십견

정 의 어깨부위의 통증과 견관절의 운동장애, 혹은 발열감.

원 인

1. 외인
   1) 한사(寒邪) 침입
   2) 외상
2. 내인
   1) 대장허약
   2) 간장허약

감 별

1. 경추병
2. 외상

진단요점

증상, 혹은 방사선 검사

분 류

1. 대장 허약

❀ **원인:** 열성음식(매운것, 술, 인삼, 대추, 녹용, 커피 등) 장기간 섭취

❀ **증상:** 견비통, 어깨에서 팔까지 통증, 변비, 혹은 설사, 혹은 요통, 치질, 항문 작열감

❀ **치료:** 보: 족삼리, 곡지

사: 양계, 양곡

2. 간장 허약

❀ **원인:** 평소 음주를 즐기거나 혹은 간염보유, 혹은 화를 잘 냄.

❀ **증상:** 경추부위 통증, 혹은 후두부 통증, 혹은 사지 경련이 잘 발생.

❀ **치료:** 보: 음곡, 곡천

사: 경거, 중봉

3. 견갑통

❀ **증상:** 견갑골통증, 어깨통증

❀ **치료:** 보: 견우(健側)

사: 견정(健側)

4. 기타 치료법

① 견우, 견료, 견전, 아시혈, 조구, 양능천, 견유, 곡지, 곡단, 천종

② 중저

③ 천종: 견갑극에서 견갑의 하각까지 직선상에서 상부 1/3지점

④ 천창: 목의 측부, 인후결절 평행선에서 흉쇄유돌근 뒷쪽

⑤ 하거허: 독비혈 아래 9촌(족삼리 아래 6촌)

(6) 주관절 통증(테니스 엘보우)

정 의 팔꿈치 관절의 통증 및 운동장애가 있는 병증.

원 인 과도한 노동 혹은 환부 운동으로 인한 손상, 목공, 용접공, 테니스 선수에게 다발

감 별

1. 외상성 골절
2. 인대 파열

진단요점

방사선 검사, 증상

치료법 1

압통점, 곡지, 주료, 수삼리, 합곡

치료법 2

어혈형: 보: 태백, 태연 / 사: 곡지
외상형: 소택, 소충, 중충, 위양, 위중, 음곡

치료법 3

완골혈을 강하게 자극한다.

(7) 하체무력

정 의 해부·생리적으로 정상인데 하체에 힘이 없어 보행이나 노동, 운동에 장애를 주는 병증

원 인

1. 폐기(肺氣) 부족
2. 간경(肝經) 허약

감 별

1. 단순피로
2. 뇌출혈
3. 저혈당
4. 척추손상성

진단요점

혈액검사, 소변검사, 증상, 혹은 방사선 검사

분 류

1. 폐기부족(肺氣不足)

- **원인**: 폐결핵 등 폐병 병력, 혹은 노환
- **증상**: 사지무력, 혹은 호흡촉박, 호흡무력, 활동후 가중
- **치료**: 보: 태연, 태백
  사: 소부, 어제

2. 간경허약(肝經虛弱)

- **원인**: 평소 음주를 즐기거나 간염보유
- **증상**: 평소 성격이 급하고 화를 잘 냄, 경추부위 통증, 혹은 후두부, 혹은 어깨부위 통증, 혹은 상지의 통증이나 저린감.
- **치료**: 보: 음곡, 곡천
  사: 경거, 중봉

3. 기타 치료법

- **앞쪽 무력**

  처방: 비관, 복토, 혈해, 음시, 족삼리, 양능천, 조구, 현종
- **뒷쪽 무력**

  처방: 승부, 은문, 위중, 승근, 승산, 족삼리

(8) 전신무력

정 의 특별한 질병없이 전신이 무력하여 일상생활에 장애를 주는 병증

원 인

1. 폐열(肺熱)
2. 습열(濕熱)
3. 간신음허(肝腎陰虛)

감 별

1. 단순피로
2. 뇌출혈
3. 저혈당

진단요점

혈액검사, 소변검사, 증상, 혹은 방사선 검사

치 료

1. 폐열상진(肺熱傷津)

❀ **증상:** 사지무력, 발열, 기침, 구강건조, 소변감소·붉음, 대변건조

❀ **치료:** 척택, 폐수, 대추
상체: 견우, 곡지, 합곡, 양계
하체: 비관, 양구, 족삼리, 해계

2. 습열조기(濕熱阻氣)

❀ **증상:** 사지무력, 신체 무거움, 가슴답답함, 소변혼탁, 혹은 족부 발열감, 두껍고 누런 설태

❀ **치료:** 음능천, 비수

상체: 견우, 곡지, 합곡, 양계

3. 간신음허(肝腎陰虛)

❀ **증상**: 사지무력, 유정, 조루, 어지러움, 도한, 건망증

❀ **치료**: 간수, 신수, 현종, 양능천

상체: 견우, 곡지, 합곡, 양계

하체: 비관, 양구, 족삼리, 해계

(9) 외상성 어혈통증

정 의 외상으로 인한 국소의 자색 부종과 통증 발생.

원 인

외상

감 별

1. 골절
2. 암 등 내인으로 인한 종대

진단요점

방사선 검사, 증상

치 료

① 급성기(72시간 이내)에는 냉찜질하고, 만성기에는 온찜질한다.

② 국소에 부종이 심하면 출혈시켜 압력을 감소시킨다.

③ 어혈 치료혈: 보: 태백, 태연 / 사: 곡지

④ 환측의 아픈 부위를 건측에서 찾아 자극한다.

(10) 발목관절 염좌

정 의 발목관절을 삐어서 인대 손상으로 생긴 통증과 운동장애가 있는 병증

감 별

인대파열, 골절

진단요점

증상, 방사선 검사

치료 1

1. 어혈 혈자리: 보: 태백, 태연 / 사: 곡지
2. 치료법 1: 양지, 외관
3. 치료법 2: 해계, 곤륜, 구허

치료 2

1. 환측의 최고 아픈 부위를 찾아 건측의 동일 부위에 자극한다.
2. 부종이 심하면 사혈시켜서 압력을 경감시킨다.

(11) 낙침(落枕)

정 의 수면시 자세이상으로 인한 목(경추) 부위의 통증과 운동장애가 있는 병증

진단요점

증상, 혹은 방사선 검사

치료법

아래의 방법 중 한, 두 가지를 시술한다.

① 양측 절골을 자극한다.

② 건측(健側)의 후계혈을 강하게 자극한다.

③ 대추혈을 강하게 자극한다.

④ 내관혈을 강하게 자극한다.

(12) 각종 염좌 치료

정 의 운동이나 노동시 관절의 고도한 굴곡이나 이완해서 그 부위에 통증과 운동장애, 부종 등이 있는 병증

감 별

인대파열, 골절

진단요점

증상, 방사선 검사

분 류

기본처방: 보: 태백, 태연 / 사: 곡지(어혈 치료법)

주관절: 곡지, 소해(小海), 천정

완관절: 양지, 양곡, 양계

슬관절: 양구, 슬안, 슬양관

(13) 고관절통

정 의 원인불명 혹은 운동이나 노동중 외상으로 인한 고관절의 통증 혹은 운동장애가 있는 병증

감 별

인대파열, 골절

진단요점

증상, 방사선

치 료

건측의 환도와 절골혈을 사한다.

(14) 기타 정형외과 질환

① 척골신경마비

치료법: 유회, 소해(小海), 곡지, 외관, 완골, 후계, 중저, 신문, 액문, 합곡

② 요골신경 마비

치료법: 수삼리, 합곡, 외관

③ 전신경련

치료법: 용천, 내관, 백회

8. 신경외과 질환

(1) 중풍(中風)

A. 중경락(中經絡)

정 의 상대적으로 경미한 병증, 사지에 장애가 있으나 의식은 있는 상태

감 별

1. 파킨슨병
2. 소뇌위축증

3. 척추손상

진단요점

영상진단

분 류

1. 간경(肝經) 허약

- **원인:** 평소 화를 잘 냄, 고혈압, 교감신경 항진
- **증상:** 좌측 반신불수
- **치료:** 보혈: 음곡, 곡천
  사혈: 경거, 중봉

2. 폐경(肺經) 허약

- **원인:** 폐장 허약
- **증상:** 우측 반신불수, 기침, 가래, 혹은 호흡촉박
- **치료:** 보혈: 태백, 태연
  사혈: 소부, 어제

3. 심경(心經) 허약

- **원인:** 신경을 많이 씀
- **증상:** 반신불수+언어장애
- **치료:** 보혈: 대돈
  사혈: 태백

4. 기타 치료

① 상지 장애: 견우, 곡지, 수삼리, 외관, 합곡

② 하지 장애: 환도, 양능천, 족삼리, 해계, 곤륜

③ 구안와사증

❀ **치료법 1:** 보혈: 소해
사혈: 연곡

❀ **치료법 2:** 지창, 협거, 함곡, 내정, 태충

B. 중장부(中臟腑)

정 의 상대적으로 중한 병증, 반신불수는 물론 의식이 혼미한 상태

감 별

1. 간질증
2. 히스테리
3. 쇼크

진단요점

영상진단

분 류

1. 폐증(閉證)

❀ **증상:** 혼수상태, 입을 꽉 다물고, 양손을 꽉 쥐고, 얼굴이 붉고 호흡이 거침, 인후부에서 가래 소리가 강하고 대소변이 안 통함.

❀ **치료:** 수구, 십이정혈(十二井穴: 소상, 중충, 소충, 은백, 대돈, 용천, 상양, 관충, 소택, 여태, 족규음, 지음), 태충, 풍륭, 노궁

2. 탈증(脫證)

❀ **증상:** 원기가 다 빠진 상태로 입을 벌리고 손도 힘없이 펴지고, 뇨실금, 사지가 차며 호흡이 미약한 상태

❀ **치료:** 관원, 신궐 – 소금뜸

주의사항

1. 평소 혈압과 고지질증을 잘 관리한다.
2. 상비약으로 아스피린, 우황청심환 등을 구비한다.
3. 전조 증상 시 빨리 병원에 간다. 병원과 멀리 있으면 아스피린이나 우황청심환 혹은 혈압 강하제를 복용한다. 단 의식이 불명하거나 구강에 마비가 오면 복용을 금지한다.
4. 병원도 멀고 아무것도 없을 시에는 손가락 끝부위(십선혈)를 자침하여 출혈시킨다.

(2) 두통

정 의 두부의 통증

원 인

1. 외인
   1) 풍한사(風寒邪)
   2) 습, 열(濕, 熱)
   3) 외상 후유증
2. 내인
   1) 간양상항(肝陽上亢) – 고혈압, 스트레스
   2) 기혈부족(氣血不足)

감 별

1. 외상 – 뇌진탕
2. 뇌암
3. 화학물질 중독

진단요점

증상, 혈액검사, 혈압, 영상진단

분 류

1. 풍사(風邪) 침입

❀ **증상:** 돌연 찌르는 듯한 통증, 정수리 부분 혹은 전체 통증, 환부변동

❀ **치료:** 정수리 부위: 백회, 통천, 행간, 아시혈
전두부: 상성, 두위, 합곡, 아시혈
측두부: 솔곡, 태양, 협계, 아시혈
후두부: 후정, 천주, 곤륜, 아시혈

2. 간양상항(肝陽上亢)

❀ **증상:** 화를 잘냄, 심리와 관련, 안면홍조, 입씀, 구강건조, 혹은 옆구리 통증, 가슴답답함

❀ **치료:** 풍지, 백회, 현호, 협계, 행간

3. 기혈부족

❀ **증상:** 어지러움, 안면창백, 머리가 빈 듯한 통증, 피로, 자주 발병

❀ **치료:** 백회, 기해, 간수, 비수, 신수, 합곡, 족삼리

4. 어혈조락(瘀血阻絡)

❀ **원인:** 풍사(風邪) 침입, 혹은 외상 후유증

❀ **증상:** 돌연 찌르는 듯한 통증, 정수리 부분 혹은 전체 통증, 환부고정, 반복적인 재발, 신체의 순환장애, 혹은 입술과 혀의 자색, 야간 가중

❀ **치료:** 상성, 두유, 솔곡, 태양, 후정 – 출혈시킴

(3) 편두통

정 의 편두통의 언어적인 의미는 한쪽 부위의 통증을 말하는데 임상에서는 그렇지 않다. 두통뿐만 아니라 구역질, 구토, 어지러움, 안구 통증 등 다양하게 출현한다.

원 인

심리, 외부적인 환경, 혈관 상태와 유관

감 별

1. 외상 – 뇌진탕
2. 뇌암
3. 화학물질 중독

진단요점

증상, 혈액검사, 혈압, 영상진단

치 료

① 치료법 1: 풍지, 절골혈을 사해준다.
② 치료법 2: 백회, 솔곡, 풍지, 합곡, 족삼리, 양능천을 평보평사(平補平瀉) 한다.
③ 치료법 3: 태양, 풍지, 합곡, 태충을 자극한다.

주의사항

1. 항상 심리적인 안정을 취한다.
2. 카페인을 대량 함유한 식품을 많이 섭취하지 않는다.
3. 찬 바람을 많이 쐬지 않는다.
4. 수면을 충분히 취한다.

5. 음주와 흡연을 절제한다.
6. 자극적인 광선, 소음, 냄새 등을 피한다.

(4) 소뇌 위축증

정 의 각종 원인으로 소뇌가 위축되어 사지 운동 장애, 언어장애가 있는 병증

원 인

1. 기혈부족(氣血不足)
2. 간신허약(肝腎虛弱)
3. 어혈담조(瘀血痰阻)

감 별

1. 중풍
2. 파킨슨병
3. 알콜중독

진단요점

영상진단, 증상

분 류

1. 신정부족(腎精不足)

※ **증상:** 과거 심하게 놀란 경험, 요통, 정력부족, 피로, 하지무력, 심계, 건망증
※ **치료법 1:** 백회(혹은 사신총) – 평자
관원 – 뜸
태계, 명문, 신수, 비수, 복류, 음능천 – 보법

❀ **치료법 2:** 보 – 경거, 복류
사 – 태백, 태계

2. 기혈부족(氣血不足)

❀ **증상:** 피로, 신체수척, 어지러움, 안면 창백, 식욕부진

❀ **치료:** 족삼리, 삼음교, 혈해, 비수, 신수, 위수 – 보법
관원 – 뜸

3. 담조뇌규(痰阻腦竅)

❀ **증상:** 평소 가래가 많고, 가슴이 답답함, 두껍고 누런색 설태

❀ **치료:** 풍륭, 비수, 신문, 곡지, 백회, 음능천, 풍지 – 보법

4. 어혈조뇌(瘀血阻腦)

❀ **증상:** 평소 사지가 순환이 잘되어 저림, 고콜레스트롤, 순환장애, 입술·혀 자색

❀ **치료:** 풍지, 태충, 혈해, 백회, 신문, 족삼리, 삼음교

참 고

유형별로 치료하고, 증상에 따라 두피의 감각구역을 자극한다.

주의사항

1. 심리적인 자신감을 고취시킨다.
2. 충분한 휴식을 취한다.
3. 매일 재활훈련을 실시한다.
4. 균형 잡힌 식사를 한다.
5. 술, 담배를 금한다.

(5) 파킨슨병

정 의 아직 정확한 원인은 밝혀지지 않았으나 추체 외로(고위운동중추와 척

수의 전각운동 세포사이 연결) 도파민 결핍으로 인해 신경세포가 변성되어 전도 장애가 있는 병증이다. 대부분 환경적인 요인과 유전적인 요인으로 발병한다.

감 별

1. 중풍
2. 소뇌위축증
3. 척수손상

진단요점

영상진단, 증상, 혈액검사

분 류

1. 신허성(腎虛性)

❀ **원인**: 과거 심하게 놀랜 경험, 년로, 혹은 선천적으로 신장허약

❀ **증상**: 신허증상(요통, 심신불안, 배뇨장애, 성기능장애)+떨림, 경직, 운동완만, 자세이상, 무표정, 수면장애, 피로, 후각장애, 연하곤란, 변비, 저혈압, 다한증

❀ **치료**: 보: 경거, 복류
사: 태백, 태계

2. 심허성(心虛性)

❀ **원인**: 과거 과도한 스트레스, 년로, 혹은 선천적으로 심장허약

❀ **증상**: 심허증상(심계, 불안, 언어장애)+떨림, 경직, 운동완만, 자세이상, 무표정, 수면장애, 피로, 후각장애, 연하곤란, 변비, 저혈압, 다한증, 배뇨장애, 성기능장애

❀ **치료**: 보: 대돈, 소충
사: 음곡, 소해(少海)

3. 기타 요법

처방: 사신총, 풍지, 곡지, 합곡, 양능천, 태충, 태계+두피 자극

주의사항

1. 합리적인 식사

① 각종 비타민과 견과류 등을 충분히 섭취한다.
② 지방, 단백질을 과량으로 섭취하지 않는다.
③ 섬유질을 충분히 섭취하여 변비를 예방한다.
④ 영양 섭취를 조절하여 비만을 방지한다.

2. 일상생활

① 지속적인 재활운동을 실시한다.
② 외상과 감염을 방지한다.
③ 화장실, 옷, 신발 등을 간편하게 사용할 수 있도록 개조한다.
④ 더운 날씨나 추운 날씨에 밖에서 운동할 시 주의한다.

(6) 구안와사증(안면신경마비)

정 의 안면신경이 마비되어 얼굴의 감각이상이나 안면의 외형이 비뚤어지는 증상이 나타나는 경우가 많다. 이마에 주름을 잡을 수 없고, 눈이 감기지 않으며, 마비된 쪽의 입이 늘어지고, 물을 마시거나 음식을 먹을 때 마비된 쪽으로 새어 나오게 된다. 대개 한쪽에만 증상이 나타나는 편측성이고, 간혹 마비된 쪽에 신경통과 유사한 통증이 있는 경우도 있다.

원 인

1. 외인 – 풍한사 침입
2. 내인: 간허(肝虛)

감 별

1 .중풍
2. 파킨슨병

진단요점

증상

분 류

1. 간허(肝虛)

※ **원인**: 간염, 장기간 음주, 고도의 스트레스
※ **증상**: 평소 화를 잘 내고, 혹은 안구 충혈, 혹은 흉부 통증
※ **치료**: 보: 소해(小海)
사: 연곡

2. 기타 치료법

※ **치료법 1**: 인당(미간)에서 양백까지 관통, 지창, 합곡(양측)
※ **치료법 2**: 인당, 찬죽, 풍지, 지창, 협거, 족삼리, 기해
※ **치료법 3**: 풍지, 양백, 태양, 하관, 지창, 족삼리(모두 환측), 합곡(건측)
※ **치료법 4**: 찬죽, 양백, 어요(눈썹중앙), 사죽공, 영향, 곡지, 합곡, 노궁
※ **치료법 5**: 풍지, 예풍, 협거, 지창, 합곡, 태충, 눈을 못 감으면 양백, 찬죽혈 추가

(7) 류마티스 관절통

정 의 명확한 원인은 모르지만 관절부위의 통증, 부종, 변형 등이 있는 병증

원 인

1. 외인 – 풍한사 침입

2. 내인: 간신허약

감 별

1. 퇴행성 관절염
2. 일반 부종성 관절염

진단요점

증상, 혈액검사, 방사선 검사

1. 아침에 자고 나면 관절의 뻑뻑한 느낌
2. 소관절에 많이 발생
3. 대칭적으로 발생
4. 관절의 변형

1. 신허증(腎虛證)

❀ **증상:** 요통, 하지 무력, 건망증, 심계, 혹은 부종, 빈뇨

❀ **치료:** 보: 경거, 복류
　　사: 태백, 태계

2. 기타 치료법

❀ **처방:** 공통: 비수, 신주, 명문
　　상지: 곡지, 외관, 합곡
　　하지: 양능천, 절골, 해계

주의사항

1. 사지말단을 따뜻하게 한다.
2. 심리적인 안정과 자신감을 갖게 한다.
3. 신선한 채소, 고단백질, 소화 잘 되는 음식을 섭취한다.
4. 우유, 초콜릿, 치즈, 땅콩 등을 대량으로 섭취하지 않는다.

5. 달콤한 음식, 커피, 녹차 등을 대량으로 섭취하지 않는다.
6. 매운 음식과 술, 담배 등을 금한다.
7. 지속적으로 적당한 운동과 재활치료를 실시한다.
8. 이하선염, 편도선염 등의 감염을 예방한다.

(8) 늑골신경통

정 의 늑골부위의 통증, 날씨와 상관있기도 하다.

원 인

1. 외인 – 풍한사 침입
2. 내인: 간허(肝虛)

감 별

1. 외상성 골절
2. 심장병, 폐병, 간담질환

진단요점

방사선 검사, 증상, 혹은 심전도

치 료

치료법1: 지구(우측), 양능천(우측), 내관(좌측)
치료법2: 유근, 천지, 지구, 양능천

(9) 외상성 사지 마비

정 의 척추손상으로 인해 신경전도가 마비되어 운동장애, 혹은 대, 소변 장애가 있는 병증. 손상부위와 정도에 따라 후유증의 차이가 많다.

감 별

1. 중풍
2. 파킨슨병
3. 소뇌위축증

진단요점

외상사, 방사선 검사

분 류

1. 소변장애: 팔료(八髎), 천추, 기해, 중급, 삼음교
2. 상체무력: 풍지, 견우, 곡지, 지구, 합곡
3. 하체무력: 비관, 복토, 량구, 풍시, 양능천, 절골, 승부, 은문, 곤륜
4. foot drop: 해계, 태계, 상구, 태충
5. 족부내전: 조해
6. 족부외전: 신맥

(10) 족근부(足跟部) 통증

정 의 발 뒤꿈치의 통증, 심하면 운동장애가 있고, 장시간 방치하면 신체의 자세가 비틀어지고, 슬관절통, 요통이 발생할 수도 있다.

원 인

1. 순환장애
2. 방광허약

감 별

1. 골질증식

진단요점

방사선 검사

분 류

1. 방광허약

❀ **증상**: 종골뼈와 뒷꿈치 통증

❀ **치료**: 곡골혈을 보함

2. 기타 치료법

❀ **치료**: 태계, 대능

(11) 혈전폐색성 정맥염

정 의 혈전이 정맥을 막아 발생한 병증, 하지에 자주 발생하고 심하면 통증, 운동장애, 하체부종이 발생한다.

원 인

1. 순환장애 – 동맥경화
2. 혈관 경련

감 별

1. 골질증식

진단요점

초음파 검사, 혈액검사, 혹은 방사선 검사

치 료

❀ **치료법 1**: 주혈 – 족삼리, 태충, 해계, 양능천 – 환측(患側)

배합 – 삼음교, 공손, 구허, 합곡, 외관 – 양측

❀ **치료법 2:** 간수, 비수, 삼음교, 족삼리, 팔풍, 족정혈(足井穴)

9. 부인과 질환

(1) 생리통

정 의 생리주기 전후에 하복부, 허리 등에 통증이 있는 병증, 심하면 기절까지 하기도 한다.

원 인

1. 외인
   1) 풍한(風寒) 침입
2. 내인
   1) 간신허약
   2) 비신허약

감 별

1. 자궁외 임신
2. 맹장염
3. 일반요통

진단요점

증상, 호르몬 검사, 초음파 검사

분 류

1. 기체어혈(氣滯瘀血)

❀ **증상:** 가슴답답함, 덩이성 생리혈, 생리혈 자색,

❀ **치료법 1**: 기해, 천추, 족삼리

❀ **치료법 2**: 기해, 관원, 삼음교

❀ **치료법 3**: 삼음교, 음능천

2. 간기울결(肝氣鬱結)

❀ **증상**: 유방, 옆구리 통증, 가슴답답함, 식욕부진, 소화불량

❀ **치료**: 공손, 열결, 중급, 태충

3. 신장허약(腎臟虛弱)

❀ **증상**: 평소 요통, 건망증, 혹은 이명, 하지무력, 피로, 어지러움증

❀ **치료**: 보: 경거, 복류
사: 태백, 태계

(2) 생리불순

정 의 생리의 주기가 앞으로 당기거나 뒤로 밀리는 증상

원 인

1. 신기부족(腎氣不足)
2. 비허실운(脾虛失運)
3. 간기울체(肝氣鬱滯)
4. 담성혈어(膽盛血瘀)

진단요점

증상, 호르몬 검사, 초음파 검사

분 류

1. 경조(經早)

❀ **증상**: 생리가 앞으로 당김.

❀ **치료:** 기본처방: 관원, 혈해
실열증: 태충, 곡지 배합
허열증: 삼음교, 연곡 배합
기허증: 족삼리, 비수 배합

2. 경지(經遲)

❀ **증상:** 생리가 늦어짐.

❀ **치료:** 기본처방: 기해, 기혈, 삼음교
실한증: 귀래, 천추
허한증: 명문, 태계
혈허증: 족삼리, 비수, 격수
기체증: 려구

3. 경란(經亂)

❀ **증상:** 생리의 주기가 앞으로 당겼다 뒤로 밀렸다 함.

❀ **치료:** 기본처방: 관원, 삼음교
간기울체(肝氣鬱滞): 간수, 기문
신기허약(腎氣虛弱): 태계, 수천

(3) 폐경(閉經)

정 의 생리가 있을 년령이고, 해부, 생리적으로 정상인데 생리가 없어진 병증.

원 인

1. 선천적인 허약
2. 간기울결(肝氣鬱結)
3. 기혈허약(氣血不足)

감 별

1. 임신
2. 노환

진단요점

증상, 호르몬 검사, 초음파 검사

분 류

1. 기혈부족

❀ **증상:** 신체허약, 어지러움, 피로, 안면창백, 분홍색 혀, 맥박허약

❀ **치료:** 간수, 비수, 격수, 신수, 관원, 족삼리, 삼음교

2. 혈체경폐(血滯經閉)

❀ **증상:** 혹은 안면색 검붉음, 자주 분노, 옆구리 통증, 가슴답답함, 생리통

❀ **치료:** 중급, 지기, 합곡, 삼음교, 태충, 풍륭

3. 신기부족(腎氣不足)

❀ **증상:** 요통, 신체허약, 사지 무력, 피로, 혹은 추위를 많이 탐

❀ **치료:** 보 – 경거, 복류
사 – 태계, 태백

(4) 대하병

정 의 질내부에서 흰색 혹은 황색의 점액이 흘러나오는 병증. 병증에 따라 점도가 다르고, 악취가 있기도 하다.

원 인

1. 외인
   1) 습열하주(濕熱下注)

2. 내인

1) 비허습생(脾虛濕生)

2) 신기허약(腎氣虛弱)

진단요점

질내부 검사, 점액 검사, 소변 검사, 초음파 검사

분 류

1. 습열하주(濕熱下注) – 요도 감염

❀ **증상:** 우유같은 대하, 혹은 황백색, 악취, 음부 가려움, 입씀, 구강건조, 하복부 통증

❀ **치료:** 대맥, 중급, 음능천, 하료, 행간

2. 비허습생(脾虛濕生)

❀ **증상:** 흰색대하 혹은 옅은 황색, 무취, 안면황색, 식욕부진, 대변무름, 피로

❀ **치료법 1:** 기해, 대맥, 백환수, 삼음교, 족삼리

❀ **치료법 2:** 보 – 소부, 대도
사 – 대돈, 은백

3. 신기허약(腎氣虛弱)

❀ **증상:** 흰색대하, 대량 맑은 대하, 하복부 냉한, 요통, 빈뇨

❀ **치료법 1:** 관원, 대맥, 신수, 차료, 조해

❀ **치료법 2:** 보 – 경거, 복류
사 – 대돈, 용천

(5) 불임증

정 의 가임연령이고, 해부·생리적으로 정상인데 임신이 되지 않는 병증

원 인

1. 신허불임(腎虛不妊)
2. 혈허불임(血虛不妊)
3. 포한불임(胞寒不妊)
4. 담어호결(痰瘀互結)

감 별

1. 해부·생리적인 결함
2. 노환

진단요점

호르몬, 초음파

분 류

1. 신허불임(腎虛不妊)

※ **증상:** 생리불순, 생리소량, 피로, 이명, 요통, 건망증

※ **치료법 1:** 신수, 기혈, 연곡

※ **치료법 2:** 보 – 경거, 복류
사 – 대돈, 용천

2. 혈허불임(血虛不妊)

※ **증상:** 어지러움, 안면창백, 가슴두근거림, 신체허약, 피로, 생리소량, 옅은 색

※ **치료:** 관원, 기호, 자궁, 삼음교, 족삼리

3. 포한불임(胞寒不妊)

※ **증상:** 생리가 뒤로 밀림, 생리색 어두움, 하복부냉통, 사지냉한, 혹은 요통, 소변이 맑고 길어짐.

※ **치료:** 음교, 곡골, 명문, 기해

4. 담어호결(痰瘀互結)

❀ **증상:** 생리주기 불규칙, 생리 불창(不暢), 어혈성 생리혈, 흉부·옆구리 팽만, 가슴답답함, 화를 잘냄, 혹은 신체비만, 어지러움, 가슴두근 거림

❀ **치료:** 중급, 기충, 사만, 삼음교, 풍륭

주의사항

1. 마음을 편안하게 한다.
2. 생리주기에 맞춰 성관계를 가진다.
3. 남편과 같이 노력한다.
4. 평소 운동, 휴식, 식사를 관리한다.

9. 기타 질환

(1) 치질

정 의 항문 직장 말단부위의 화농성 염증, 통증과 출혈이 있기도 하다.

원 인

1. 외인
   1) 식이 부조화: 매운 음식이나 열성 음식(녹용, 인삼, 카페인, 술 등) 대량 섭취
   2) 비위생적인 생활
   3) 외상
2. 내인
   1) 습열하주(濕熱下注)
   2) 기허내함(氣虛內陷)

진단요점

대장경

분 류

1. 대장습열(大腸濕熱)

❀ **증상**: 평소 매운 음식이나 열성 음식(녹용, 인삼, 카페인, 술 등) 등을 대량, 혹은 장기간 섭취, 혹은 요통, 대변 변비, 혹은 대변 무름

❀ **치료법 1**: 차료, 장강, 회양, 승산, 이백

❀ **치료법 2**: 보: 곡지, 족삼리
사: 양계, 양곡

2. 기허내함(氣虛內陷)

❀ **증상**: 신체허약, 피로, 탈장, 식욕부진, 어지러움, 맥박허약

❀ **치료**: 백회, 신궐, 관원, 격관(膈關)

주의사항

1. 매운 음식, 과음, 열성 음식(녹용, 인삼, 카페인, 술 등) 등을 줄인다.
2. 항문위생에 주의한다.
3. 찬 곳에 오래 앉아 있지 않는다.
4. 장시간 의자에 앉거나 서서 일하지 않는다.

(2) 알러지

정 의 면역계 질환으로 체질에 맞지 않는 물질이 체내에 들어가면 피부가 가렵고 동전같은 붉은 반점이 나타나는 병증.

원 인

1. 외인
   1) 식이 부조화
   2) 외사침입: 풍사(風邪) 침입, 꽃가루, 분진 흡입
2. 내인

1) 위장적열(胃腸積熱)

2) 폐기부족(肺氣不足)

진단요점

면역검사

분 류

1. 외감풍사(外感風邪)

※ **증상:** 돌연 피진, 인후부 증상, 혹은 호흡곤란, 가려움증

※ **치료:** 견우, 양계, 대추, 어제, 삼음교

2. 대장습열(大腸濕熱)

※ **증상:** 평소 매운 음식이나 열성 음식(녹용, 인삼, 카페인, 술 등) 등을 대량, 혹은 장기간 섭취, 혹은 요통, 대변 변비, 혹은 대변 무름

※ **치료법 1:** 차료, 장강, 회양, 승산, 이백

※ **치료법 2:** 보 – 곡지, 족삼리
사 – 양계, 양곡

3. 폐기부족(肺氣不足)

※ **증상:** 평소 감기에 잘 걸리고, 호흡이 미약함, 호흡촉박, 안면창백

※ **치료:** 보: 태백, 태연
사: 소부, 어제

주의사항

1. 급성기로 기관지가 수축되면 바로 병원으로 간다.
2. 면역검사를 통하여 과민반응을 유발하는 물질을 인지한다.
3. 평소 운동 등을 통하여 면역을 증강시킨다.
4. 대장습열로 인한 자는 매운 음식, 열성 음식(녹용, 인삼, 카페인, 술 등) 등을 줄인다.

(3) 만성피로

정 의 특수한 이유없이 많이 피곤하여 일상생활에 영향을 주는 병증.

원 인

1. 기혈부족(氣血不足)
2. 비위허약(脾胃虛弱)
3. 신정부족(腎精不足)
4. 폐기허약(肺氣虛弱)

진단요점

혈액검사, 증상

분 류

1. 기혈부족(氣血不足)

※ **증상:** 안면창백, 어지러움, 피로

※ **치료:** 격수, 신수, 비수, 족삼리

2. 비위허약(脾胃虛弱)

※ **증상:** 피로, 식욕부진, 소화불량, 설사, 혹은 어지러움

※ **치료:** 보 – 소부, 대도
사 – 대돈, 은백

3. 신정부족(腎精不足)

※ **증상:** 피로, 하체냉한·무력, 혹은 요통, 건망증, 이명

※ **치료:** 보 – 경거, 복류
사 – 용천, 대돈

4. 폐기허약(肺氣虛弱)

❀ **증상:** 피로, 호흡촉박, 호흡무력, 활동후 가중, 평소 감기에 잘 걸림

❀ **치료:** 보: 태백, 태연
사: 소부, 어제

주의사항

1. 평소에 운동을 규칙적으로 하여 근력을 증강시킨다.
2. 노동과 휴식을 적절히 조절한다.
3. 정상적인 식사를 하고, 심리적인 안정을 취한다.

(4) 수족통증

정 의 해부·생리적으로 정상인데 손바닥이나 발바닥에 통증이 있는 증상.

원 인

1. 발바닥 통증: 심장열
2. 손바닥 통증: 신장열

진단요점

증상, 방사선 검사

분 류

1. 발바닥 통증

❀ **증상:** 발바닥에 열과 통증

❀ **치료:** 노궁혈을 사(瀉)함

2. 손바닥 통증

❀ **증상:** 손바닥에 열과 통증

❀ **치료:** 용천혈을 사(瀉)함

Memo

부록 1

한의학 기초 이론

1. 음양(陰陽)

음양학설은 중국의 은주(殷周) 시대에 창조된 것으로 추정한다. 음양이라는 단어는 〈易經〉이라는 책에서 최초로 기록되었다. 그 내용은 철학적인 개념으로 사물을 인식하고 분석하는데 이용하는 사유방식이고, 동양사상에 지대한 영향을 미쳤다. 이후에 풍수, 의학, 점술 등 각종 영역에 많이 응용되었다. 음양학설의 기본적인 내용은 이 세상에 존재하는 물질들은 상반적인 성질을 가지고 있다고 인식하였다. 좁게는 음은 달을, 양은 태양을 말하고, 넓게는 모든 물질의 상반(相反)적인 개념이다. 음양은 고정되어 불변하는 사물을 가리키는 것이 아니고 그 사물을 인식하기 위한 방법에 해당된다. 예를 들면 상하, 좌우, 남녀, 한열 등이고, 음양의 개념을 이용하여 자연계는 두 가지로 상호 대립(對立)과 소장(消長)이 존재함을 인지하였다. 음양의 기본적인 내용을 살펴보면 다음과 같다.

(1) 음양의 기본적인 내용

① 음양의 대립제약(對立制約)

음양은 상호 억제하면서 공존한다. 억제하는 것이 없으면 공존할 수가 없다. 상호간 견제와 억제로 평형을 이루는 것이다. 우주 공간에 상호간의 중력이나 기타 압력으로 균형을 이루면서 존재하고 있는 것처럼 인체도 음양이 견제와 억제를 통하여 균형을 이루고 있다. 그 평형이 깨지면 바로 질병을 의미하고, 심하면 사망하게 된다. 인체에 열(熱)이 있으면 몸 스스로 해열(解熱)작용을 일으켜 열을 식히고, 체온이 내려가면 에너지를 태워 열을 내는 것이다. 이런 작용이 상호 대립제약의 작용에 해당된다.

② 음양의 상호 의존: 陰根于陽, 陽根于陰, 無陽則陰無以生, 無陰則陽無以生

음양은 서로 견제와 억제를 하지만 한편으로는 상호 공존한다. 우주에 한 행성이 없어진다면 힘의 평형이 깨지기 때문에 지구도 엄청난 변화를 초래할 수 있다. 상호간에 공존하기 위해서는 상호 의존하고 있다. 음이 없으면 양이 존재할 수가 없고 마찬가지로 양이 없으면 음도 존재할 수 없다. 기(氣)는 양(陽)에 해당되고, 혈(血)은 음(陰)에 해당된다. 이 두 가지는 인체를 이루는 기본적인 물질인데, 기(氣)는 혈(血)의 영양작용 없으면 존재가 불가능하고, 혈(血)은 기(氣)의 추동작용(推動作用) 없으면 움직일 수 없다.

③ 음양의 소장평형(消長平衡): 陰消陽長, 陽消陰長

음양은 고정되어 불변하지 않는 것이 아니고 상호간의 견제와 억제를 통하여 변화한다. 환경에 의해 음이나 양이 약간 많아지거나 적어질 수가 있다. 하루 중에는 24시와 낮12시를 기점으로 하여 음양의 양이 조절된다. 24시는 음이 최고 강한 시간이고, 낮12시는 양이 최고 강한 시간이다. 1년 중에는 음력 6월과 12월을 기점으로 음양의 기운이 변화한다. 이 소장작용은 절대적이고, 평형은 상대적이다. 인체도 낮에는 혈압이 상승하고 맥박이 빨라지지만 밤에는 반대현상이 나타난다. 낮은 양이고, 밤은 음이다. 혈압상승과 맥박수 증가는 양이고, 감소는 음에 해당된다. 즉 우주의 음양이 인체에 영향을 미치는 것을 알 수 있다.

④ **음양의 상호전화(相互轉化): 重陰必陽, 重陽必陰, 寒極生熱, 熱極生寒**

음양은 특수한 조건하에 변화가 가능하다. 음이 극에 도달하면 양으로 변할 수가 있고, 양이 극에 달하면 음으로 변할 수가 있다. 여기서 "극"이라는 것은 어떤 조건을 말하는 것이다. 여름의 더위가 극에 달하면 날씨가 서늘해지면서 가을이 오는 것처럼, 인체도 많이 차가워지면 인체에서는 열(熱)을 내려고 에너지를 많이 사용해서 체온을 높이고, 열도 높아지면 다시 체온을 식히기 위해서 발산시켜 체온을 내리려고 한다.

(2) 음양의 한의학적인 응용

구 분	인 체							
음	하	체내	복부	사지내측	장(臟)	오른쪽	여자	간, 비, 신
양	상	체표	등	사지외측	부(腑)	왼쪽	남자	심장, 폐

(3) 음양의 병리적인 영향

1) 음양의 편승(偏盛)

음양 중 한쪽의 힘이 강해지는 것을 말한다.

① **양성즉열, 양성즉음병(陽盛則熱,陽盛則陰病)**: 양(陽)이 많아지면 열(熱)이 생기고, 양이 많아지면 열로 인해 인체의 수분을 고갈시키니까 음(陰)에 병이 생긴다는 뜻이다.

② **음성즉한, 음성즉양병(陰盛則寒,陰盛則陽病)**: 위의 내용과 반대적인 내용이다.

2) 음양의 편쇠(偏衰)

음양 중 한쪽의 힘이 약해지는 것을 말한다.

① **양허즉한(陽虛則寒)**: 양(陽)이 허약해지면 열(熱)이 없음으로 추워진다는 말이다.

② **음허즉열(陰虛則熱)**: 음이 허약해지면 수분이 부족함으로 열(熱)이 생긴다는 뜻이다.

3) 음양의 전화(轉化)

① **중한즉열(重寒則熱)**: 한(寒)이 극에 달하면 열(熱)이 생긴다는 의미이다.
③ **중열즉한(重熱則寒)**: 열(熱)이 극에 달하면 한(寒)이 생긴다는 뜻이다.

(4) 진단에 응용

구 분	색	소리	동작	맥	맥상	병증
음	어두움	힘이 없음	少言少動	尺	沈, 無力, 遲	里, 虛, 寒
양	밝음	유력(有力), 명랑	多言多動	寸	滑, 有力, 數	表, 實, 熱

(5) 음양의 치료원칙

① **음양 편승: 損其有余: 實者瀉之, 寒者熱之, 熱者寒之**

음양 중 한쪽의 힘이 강해지면 그 강한 것을 없애주면 된다. 몸이 추울 때는 더운 성질의 약을 사용하고, 더울 때는 찬 성질의 약을 사용하여 강한 것을 없애준다.

② **음양 편쇠: 補其不足**

음양 중 한쪽의 힘이 약하면 그 약한 것을 보(補)해주면 된다. 음(陰)이 약해 열(熱)이 생기면 음을 보(補)해주고, 양이 부족해 신체가 냉(冷)하면 양을 보(補)해주면 된다.

③ **음양 양쇠(兩衰): 陰中求陽, 陽中求陰**

둘 다 보(補)해주면 된다.

2. 오행(五行)

고대의 사람들은 이 세상의 모든 물질들이 오행, 즉 목(木), 화(火), 토(土), 금(金), 수(水)로 이루어졌다고 인식하였다. 행(行)은 운행한다는 뜻과 종류라는 뜻이 있다. 이 다섯 가지의 물질은 상호간에 영향을 주고, 상생(相生), 상극(相剋)이라는 운동으로 평형을 유지한다고 보았다. 인체의 각 장기(臟器)도 각자의 성질을 오행의 이론에 입각하여 이론을 만들었고, 질병 예방과 치료에 응용하였다. 오행도 음양과 마찬가지로 한의학의 기본적인 골격이라 말할 수 있다.

(1) 오행의 기본적인 내용

1) 오행의 성질

① **목(木)**: 나무가 위와 옆으로 크는 것처럼 그런 성질을 말한다.
② **화(火)**: 불처럼 뜨겁고 위로 상승하는 것을 의미한다.
③ **토(土)**: 땅에 종자를 심으면 생장하는 것을 의미한다.
④ **금(金)**: 변화, 수렴(收斂), 청결 등을 뜻한다.
⑤ **수(水)**: 냉(冷)하고 자윤(滋潤)과 아래로 내림을 말한다.

자연계					오행	인 체				
五味	五色	五氣	五方	五季		五臟	六腑	五官	形體	情志
酸	靑	風	東	春	木	肝	膽	目	筋	怒
苦	赤	暑	南	夏	火	心	小腸	舌	脈	喜
甘	黃	濕	中	長夏	土	脾臟	胃臟	口	肉	思
辛	白	燥	西	秋	金	肺	大腸	鼻	皮毛	悲
鹹	黑	寒	北	冬	水	腎	膀胱	耳	骨	恐

2) 정상적인 작용

① **상생(相生)**: 한 물질이 다른 한 물질을 살도록 도와주는 것을 말한다. 오행

상생의 순서는 목생화(木生火), 화생토(火生土), 토생금(土生金), 금생수(金生水), 수생목(水生木) 이다.

② **상극(相剋)**: 한 물질이 다른 한 물질의 생장을 억제하는 것을 말한다. 오행상극의 순서는 목극토(木克土), 토극수(土克水), 수극화(水克火), 화극금(火克金), 금극목(金克木)이다.

(2) 병리적인 형태

1) 상승(相乘)

과도한 상극(相克)을 말하는데, 오행중의 한 물질이 과도하게 상대방을 상극하는 상태를 말하고, 병리적인 현상이다.

2) 상모(相侮)

이것은 반극(反剋)이라고도 한다. 정상적인 상태에서는 상극을 해야 하는데 도리어 극(克)을 당하는 것을 말하고, 이것도 병리적인 현상이다.

(3) 병변(病變)의 상호영향

1) 상생관계(相生關係)

① **모병급자(母病及子)**: 상생관계를 살펴보면, 목생화(木生火)에서 목(木)은 화(火)의 어머니에 해당되고, 화는 목의 자식이다. 이때 어머니인 목(木)의 병이 자식인 화(火)에 영향을 미치는 것을 말한다.

② **자병범모(子病犯母)**: 이것은 자식의 병이 어머니에게 영향을 미치는 것을 말한다.

2) 상극관계

상승(相乘), 상모(相侮)

(4) 진단과 치료

1) 진단

각 장기별 생, 병리학적인 내용 참고

2) 치료

① **허즉보기모(虛則補其母)**: 오행중 한 장기가 허약하면 그 장기의 어머니에 해당되는 장기를 보(補)한다는 뜻이다. 즉 간장이 허약하면 간의 어머니에 해당되는 장기(臟器)인 신장을 보(補)해야 한다는 것이다.

② **실즉사기자(實則瀉其子)**: 증상이 실(實)하면 그 장기의 자식에 해당되는 장기(臟器)의 기(氣)를 삭감해주는 것을 말한다. 예를 들면 간에 열이 있으면 그 자식인 심장을 열을 삭감해주는 것을 말한다.

③ 다른 한 방법은 병의 발전 상황을 미리 예측하여 치료하는 방법인데, 간(肝)이 실(實)하면 상극을 과도하게 하여 질병을 초래할 수 있음으로 사전에 비장의 기를 보(補)해줌으로 과도한 상극을 예방할 수 있다.

3. 장상(臟象)

구 분	심(心)	폐(肺)	비(脾)	간(肝)	신(腎)
作用	1. 主血脈 2. 主神志	1. 主氣, 呼吸 2. 主宣發, 肅降 3. 水道調節 4. 朝百脈, 主治節	1. 主運化 2. 主升淸 3. 主統血	1. 主疏泄 2. 主藏血	1. 主藏精 2. 主生長, 生殖 3. 腎主水 4. 主納氣
情志	喜	悲	思	怒	恐
體液	汗	涕(콧물)	涎	泪	唾
合,華	脈, 面	皮, 毛	肌肉, 四肢, 입술	筋, 爪	骨, 髮
竅	舌	鼻	口	目	耳, 二陰

(1) 육장(六臟)

심장, 폐, 비장, 간, 신장, 심포를 합쳐서 육장이라 한다. 그중 심포를 제하면 모두 장기가 있다. 심포는 단독적인 장기는 아니고 심장을 싸고 있는 막을 의미한다. 지금 임상의 질병치료에서는 심장의 영역에 포함시키다 보니 상대적으로 등한시하고 있다. 그래서 여기서는 심포에 대한 내용은 생략하고, 다른 장기에 대한 설명은 아래와 같다.

① 심장(心臟)

심장은 "군주지관(君主之官: 장기중 의뜸이 된다는 뜻)"의 장기로 혈액의 운행과 맥박, 그리고 영혼을 주관하는 작용을 한다. 주관하는 정지(情志: 심리)는 기쁨(喜)이고, 주관하는 액체는 땀이고, 기가 모이는 장소는 맥(脈)이고, 얼굴에 상태가 나타나고, 담당하는 감각기관은 혀이다.

② 폐장(肺臟)

폐를 "상전지관(相傳之官: 전달한다는 의미)"의 장기라 하고, 주요작용은 선발(宣發)과 숙강(肅降), 수도(水道)조절, 맥 조절이다. 선발은 폐의 신선한 공기를 전신에 공급하고, 나쁜 공기를 배출시키고, 비장에서 만들어진 영양물질을 전신에 보내고, 피부를 조절하여 땀을 밖으로 보내는 작용을 말하고, 숙강은 맑은 공기를 흡수하고, 맑은 공기와 비장에서 온 영양물질을 아래로 보내고, 폐의 이물질을 아래로 보내는 작용을 말한다. 수도(水道) 조절은 피부를 조절하여 땀을 배출하고, 대사물을 숙강작용으로 신장에 보내는 작용을 한다. 그리고 심장의 혈액이 모두 폐에 모이고 호흡운동조절과 심장의 운동을 보조하는 작용을 말한다. 폐가 주관하는 심리는 우(憂)와 비(悲)이고, 주관하는 액체는 콧물이고, 기(氣)는 피부에 모이고, 기(氣)의 상태를 나타내는 곳은 체모(體毛)이다. 주관하는 감각기관은 코이다.

③ 비장(脾臟)

비장을 "창름지관(倉廩之官: 창고의 의미)"의 장기라 하고, 주요한 작용은 운화(運化), 승청(升淸), 통혈(統血)이다. 운화는 운송과 변화를 말하는데, 변화는 소화(消化)를 말한다. 음식물을 운송하고, 소화를 한 후 다시 조직에 영양물질을 보내는 것을 말한다. 또 다른 운화는 액체를 말한다. 흡수한 액체는 대사(代謝)를 거쳐 전신조직에 보내는 작용을 말한다.

승청작용은 운화로 만들어진 영양물질을 신체의 윗부분에 보내는 것을 말한다. 윗부분이란 폐, 심장, 머리를 말하는 것이다. 통혈작용은 혈액이 혈관에 흐르도록 하는 기능을 말한다. 비장이 주관하는 심리는 사고(思考)이다. 과도한 사고는 비장의 기능에 영향을 미친다. 주관하는 액체는 타액이고, 비장의 기(氣)가 모이는 장소는 근육이고, 비장의 상태는 입술에 나타나고, 주관하는 감각기관은 입이다.

④ 간장(肝臟)

간을 "장군지관(將軍之官: 강한 의미)"의 장기라 한다. 간의 주요작용은 소설(疏泄), 장혈(藏血)이다. 소설작용이란 기(氣)의 운동을 조절하는 것이다. 기(氣)는 승(升), 강(降), 출(出), 입(入) 운동을 한다. 장혈작용이란 간에 혈액을 보관하고 혈액량을 조절하는 기능을 말한다. 간이 주관하는 심리는 노(怒)이고, 주관하는 액체는 눈물이고, 기는 힘줄에 모이고, 기운의 상태는 손톱, 발톱에 나타내고, 주관하는 감각기관은 눈이다.

⑤ 신장(腎臟)

신장을 "작강지관(作强之官: 강하게 해준다는 의미)"의 장기라 하고, 또한 "선천지본(先天之本)"의 장기라고도 한다. 주요작용은 체액대사와 납기(納氣) 작용이다. 체액은 신장의 기화(氣化)작용을 통하여 배설되고, 필요한 물질은 흡수시킨다. 납기작용은 폐의 호흡강도를 일정하게 유지시키고,정상적으로 호흡하도록 하는 작용을 말한다. 신장의 심리는 공(恐)이고, 체액은 구강타액이고, 뼈를 주관하고, 기의 상태가 머리카락에 나타난다. 그리고 항문과 성기(性器)를 주관한다.

(2) 육부(六腑)

담, 소장, 위장, 대장, 방광, 삼초(三焦)를 육부라 한다. 육장과 육부는 상호 표리관계의 장기이고, 생리적으로 병리적으로 상호영향을 미친다. 이중 삼초는 무형

의 장기이지만 작용은 존재한다. 〈素問·五臟別論〉에서"六腑者, 傳化物而不藏, 故實而不能滿也"라고 하였다. 육부는 소화기관으로 음식물을 전달하는 기관이라는 뜻이다. 위장, 소장, 대장은 음식물을 소화시키고 찌꺼기를 배설하는 작용이 있다. 담은 간에서 생성한 즙을 보관하고, 소화시 장으로 배출시키는 작용이 있고, 방광은 신장에서 보낸 소변을 보관하고 있다가 배출시키는 작용을 한다. 삼초는 다시 상초(上焦), 중초(中焦), 하초(下焦)로 구분한다. 〈難經〉에서는 삼초를 "有名而無形" 이라 하였다. 즉 이름은 있으나 장기는 없다는 뜻이다. 그러나 고대로 공통적으로 삼초의 기능에 대해서는 일관적이다. 많은 의성(醫聖)들이 동일한 견해를 가지고 있는 것을 보면 간과해서는 안될 것이다. 그 작용들을 알아보면 아래와 같다.

① 기의 통로

삼초는 기의 통로이면서 기화 작용이 이루어 지는 곳으로 인식하였다. 인체의 근본인 원기도 신장에서 생성되고, 삼초를 통하여 전신으로 퍼진다고 한다. 〈難經〉에서는 "三焦者, 氣之所終始也", "三焦者, 元氣之別使也" 라고 하였다. 이것만 보더라도 고대의 선각자들이 삼초에 대해서 어떻게 인식했는가를 알수 있다.

② 물의 통로

〈素問·靈蘭秘典論〉에서는 "三焦者, 决瀆之官, 水道出焉" 이라 하였는데, 이말은 삼초는 도랑이고, 물이 나가는 곳이라는 뜻이다. 수분은 폐, 대장, 신장, 방광을 통하여 밖으로 배출되는데, 이 모두가 삼초의 통로를 통해야만 배출이 가능하다고 인식하였다.

③ 삼초의 분류

삼초를 상초(上焦), 중초(中焦), 하초(下焦)로 구분하는데, 고대 어느 문헌을 보아도 이렇게 세밀하게 구분한 것은 없다. 근세기 들어서 의학자들이 고대의 문헌과 생리, 병리적인 것을 종합하여 세분하였다. 상초는 심장, 폐, 머리를 말하고, 중초는 비, 위, 간, 담을 말하고, 하초는 소장, 대장, 신장, 방광을 의미한다.

4. 기(氣), 혈(血), 진액(津液)

(1) 기(氣)

1) 기의 생리적인 작용

① 추동(推動) 작용 – 생장, 발육, 장기(臟器)의 생리활동

② 온후(溫煦) 작용 – 체온조절

③ 방어(防禦) 작용 – 사기(邪氣)로부터 보호작용

④ 고삽(固澀) 작용 – 혈액, 체액, 정액, 타액 등의 비정상적인 유출 방지

⑤ 기화(氣化) 작용 – 물질의 변화

2) 병리적인 형태

① 기체(氣滯) – 국소의 순환장애

② 기역(氣逆) – 기(氣)의 과대한 상승, 혹은 하강 부족

③ 기함(氣陷) – 기의 상승 부족 혹은 하강 과대

④ 기결(氣結, 혹은 氣鬱, 氣閉 라고 함) – 기를 밖으로 못 내보고 내부에 막힘

⑤ 기탈(氣脫) – 기가 내부에서 수렴되지 못하고 밖으로 빠짐

(2) 혈(血)

1) 혈의 작용

① 영양과 자윤(滋潤)작용

② 정신활동적인 물질

2) 기혈간의 관계

① 氣能生血 – 기의 기화(氣化)작용으로 혈을 생성하게 함.

② 氣能行血 – 기의 추동작용으로 혈이 흐르게 함.

③ 氣能攝血 – 기의 고삽작용으로 출혈을 막아줌.
④ 血爲氣之母 – 혈은 기의 어머니로 기(氣)를 생성함.

5. 증상 감별

(1) 한열(寒熱) 감별

1) 한성(寒盛) – 한사(寒邪) 침입

① 추위를 싫어하고 따뜻한 것을 좋아하고 사지를 움크린다.
② 얼굴이 검붉은 색이고 물을 잘 안 마신다.
③ 가래나 콧물이 묽다.
④ 소변을 자주보고 대변이 묽다.
⑤ 혀가 분홍색이고, 설태가 희고 맥이 늦거나 팽팽하다.

2) 열성(熱盛) – 열사(熱邪) 침입

① 땀을 많이 흘리고 더위를 많이 탄다.
② 약간 변비가 있고 찬 음식을 좋아한다.
③ 코나 가래가 누런색이고 끈적이고 비혈(鼻血) 경향이 있다.
④ 설태(舌苔)는 황색이고, 혀는 건조하고, 진한 붉은 색이고, 맥은 힘이 있고 빠르다.

(2) 음양(陰陽) 감별

1) 음증(陰證) – 리증(里症), 한증(寒症), 허증(虛症)

① 얼굴이 어둡고, 정신이 희미하고, 피로를 많이 느끼고, 목소리가 힘이 없다.
② 식사량이 적고, 목이 마르지 않고, 대변이 묽고, 비린내가 나고, 소변이 길다.
③ 혀가 분홍색이며 좀 비대하고, 맥이 가라앉고 늦어진다.

2) 음허(陰虛)

① 얼굴이 조홍(潮紅)이다.
② 오후에 발열감이 있다.
③ 대변이 건조하고(토끼변), 밤에 도한(盜汗: 수면직후 식은땀)이 있을수 있다.
④ 설태가 적고 혀가 붉으며, 맥이 약하고 좀 빠르다.

3) 양증(陽證) – 표증(表症), 열증(熱症), 실증(實證)

① 얼굴이 붉고, 신경질적이고, 답답해 하고, 피부에 열감이 있다.
② 심하면 헛소리를 하고, 정신이 비정상이고, 호흡이 촉박하다.
③ 입이 건조하고, 물을 자주 마시고, 설태는 황색이며 건조하고, 맥이 세고 빠르다.

4) 양허(陽虛)

① 평소 추위를 많이 탄다.
② 피로를 많이 느끼며, 식욕이 부진하고, 묽은 변을 보며, 소변을 자주 본다.
③ 사지가 차고, 혀는 분홍색이며 수분이 상대적으로 많으며 물 마시기를 싫어 한다.
④ 맥은 늦으며 힘이 없다.

(3) 기(氣)의 감별

1) 기허(氣虛)

① 피로를 많이 느끼고 힘이 없다.
② 자한(自汗)이 있고 움직이면 증가한다.
③ 설태는 엷은 흰색이고, 맥은 약하고 힘이 없다.

2) 기체(氣滯) – 국소부위의 기가 막혀 잘 통하지 않아서 창통(脹痛) 발생

① 위장통 – 위장기체(胃臟氣滯)
② 흉통(胸痛) – 심장 기체

③ 협통(脇痛) – 간담(肝膽) 기체

④ 관절통 – 경락 기체

3) 기함증(氣陷症) – 기가 허약하여 상승하지 못함

① 머리와 눈이 어지럽고 힘이 없다.

② 오랫동안 설사를 하거나 탈장한다.

③ 혀의 색이 분홍색이고 설태는 희고 맥이 약하다.

4) 기역증(氣逆證) – 기가 내려가지 못하고 상부로 상승하는 것임

① 위기(胃氣) 상역 – 구토, 구역질

② 폐기(肺氣) 상역 – 기침, 천식

③ 간기(肝氣) 상역 – 두통, 어지러움

(4) 혈(血)의 감별

1) 혈허(血虛) – 출혈, 간, 비위허약 등

① 피부에 윤택함이 없다.

② 어지러움, 가슴두근거림, 불면, 손발의 저린감

③ 손톱, 발톱, 입술 등에 분홍색

④ 맥이 가늘고 힘이 없다.

2) 어혈(瘀血) – 한(寒), 기체(氣滯), 기허(氣虛), 외상(外傷)

① 손톱, 발톱, 입술 등에 검붉은 색이 띤다.

② 특정부위에 찌르는 듯한 통증, 야간에 가중, 혹은 종괴(腫塊) 형성

③ 국소와 전신을 구분

3) 혈열증(血熱證) – 각종 출혈 + 열증(熱症)

① 위열 – 위장출혈: 토혈(吐血), 변혈(便血)

② 방광열 – 혈뇨

③ 폐열(肺熱) – 객혈(喀血)

4) 기혈량허(氣血兩虛) – 기허와 혈허가 동시에 존재함

(5) 표리(表里) 감별

1) 표증(表症)

① 병사(病邪)가 피모(皮毛)에 있고 외감증(外感證)이 많다.

② 증상(症狀)은 감기증상과 유사하다.

2) 리증(里症)

병사(病邪)가 장부나 기혈에 있고 병력이 길다.

(6) 허실(虛實) 감별

1) 허증

선천적인 원인 혹은 후천적인 원인으로 인체가 허약한 상태.

2) 실증

외감(外感) 혹은 내장기능 이상으로 인한 병리적인 생성물 형성

예 담(痰), 습(濕), 어혈(瘀血) 등

6. 각 장기별 증상 감별

(1) 심장

구 분	공통점	차이점
심기허(心氣虛)	가슴두근거림, 가슴답답함, 호흡짧음, 활동후 가중, 자한(自汗)	얼굴·혀 분홍색, 설태 흰색, 맥허약
심양허(心陽虛)		사지한랭, 흉통, 얼굴자색, 혀비대, 설태희고 미끈거림, 맥허약
심어혈(心瘀血)	가슴두근거림, 흉통, 자주 발병, 어깨부위통증	자색혀, 맥이 약하고 막히는 듯함
심어담(心瘀痰)		신체비대, 대량가래, 미끈거리고 흰 설태, 맥이 가라앉으면서도 강함
심한(心寒)		찌르는 듯한 통증, 열찜질후 경감, 혀분홍색, 흰설태, 맥이 가라앉고 늦음
심기체(心氣滯)		복통, 심리와 유관, 분홍색 혀, 흰 설태, 강한 맥

(2) 폐장

구 분	주증(主症)	겸증(兼症)
폐기허(肺氣虛)	무력한 기침·천식, 활동후 가중	맑은 가래, 저음, 얼굴·혀 창백, 자한(自汗), 잦은 감기, 맥허약, 엷은 설태
폐음허(肺陰虛)	가래없는 기침 혹은 소량가래, 인후부건조	신체수척, 오후발열, 수면후 식은땀, 수족발열, 가래에 혈흔, 혀가 검붉고 소량설태, 약하고 빠른맥
폐한(肺寒)	기침, 맑은 가래	묽은 콧물, 오한, 발열, 무한(無汗), 흰설태, 뜬맥
폐수종(肺水腫)	기침, 천식, 맑은 가래 대량(거품형), 평와위 불가	가슴두근거림, 하체부종, 분홍색 혀, 미끈거리고 흰 설태, 강한 맥
폐담습(肺痰濕)	기침, 끈적이는 흰 가래 대량, 배출 용이	가슴답답함, 가래끓는소리, 분홍색 혀, 희고 미끈거리는 설태, 강한맥

폐풍열(肺風熱)	기침, 끈적이는 황색 가래	코막힘, 황색콧물, 발열, 인후통증, 붉은 혀, 황색 설태, 뜨는 맥
폐열(肺熱)	기침, 황색 가래, 고열	갈증, 구강건조, 호흡촉박, 각혈(농혈), 흉통, 붉은 혀, 황색 설태, 빠르고 강한 맥
폐조(肺燥)	마른기침, 끈적이는 가래 소량	구강건조, 붉은 혀, 흰색 설태, 엷은 황색 설태, 빠른 맥

(3) 비장

구 분	공통점	차이점
비기허(脾氣虛)	복부팽만, 식욕부진, 대변설사 혹은 묽음, 얼굴초췌	혹은 부종, 혹은 수척, 분홍색 혀, 흰 설태, 늦고 약한 맥
비양허(脾陽虛)		복통, 복부 마사지를 좋아하고, 사지가 차고, 소변이 적음, 혹은 부종, 혹은 대하(帶下), 혀 비대, 분홍색, 희고 미끈거리는 설태, 늦고 약한 맥
비기하함(脾氣下陷)		탈항, 장기간 설사, 분홍색 혀, 흰 설태, 약한 맥
비불통혈(脾不統血)		각종 출혈증, 생리과다, 분홍색 혀, 흰 설태, 약한 맥
비한습(脾寒濕)	복부팽만, 식욕부진, 구역질, 대변 무름	입 안 마름, 신체피로, 얼굴초췌, 소변소량, 혀 비대, 분홍색, 희고 미끈거리는 설태, 늦고 약한 맥
비온습(脾溫濕)		신체피로, 소변황색, 혹은 피부황색, 피부가려움, 열증, 붉은 혀, 누렇고 미끈거리는 설태, 빠른 맥

(4) 간장

구 분	증 상
간기울결(肝氣鬱結)	옆구리나 상복부 통증, 가슴이 답답하거나 한숨을 잘 쉬고 화를 잘 냄, 여성 생리 불순, 희고 엷은 설태, 강한 맥
간열(肝熱)	두통, 이명, 얼굴과 눈이 붉고 화를 잘내고 불면증, 옆구리 통증, 변비, 소변황색, 혹은 중이염이나 토혈, 붉은 색 혀, 누른 설태, 빠르고 강한 맥

간음허 (肝陰虛)	어지러움, 이명(耳鳴), 옆구리 통증, 눈의 건조함, 붉은 혀, 구강에 진액부족, 약하고 빠른 맥+음허증+혹은 수족유동
간양상승 (肝陽上昇)	어지러움, 이명, 안구충혈, 안면 붉음, 화를 잘 냄, 가슴두근거림, 건망증,불면증, 꿈 많음, 요통, 붉은 혀, 강한 맥
간양화풍 (肝陽化風)	어지러워서 넘어지려고 하고 머리와 사지가 떨리고 말을 잘 못하고 혹은 혀가 굳어지거나 갑자기 쓰러지거나 편신마비가 됨, 혀는 붉고 흰 설태, 강한 맥
열극생풍 (熱極生風)	수족경련, 경부가 뻣뻣하고 몸이 뒤로 꺽이거나 눈은 위로 치켜뜨고, 입을 꽉 깨묾, 고열, 정신 혼미, 입을 굳게 깨묾, 검붉은 혀, 강하고 빠른 맥
음허동풍 (陰虛動風)	수족진전+음허증, 붉은 혀, 구강에 진액부족, 약하고 빠른 맥
혈허생풍 (血虛生風)	수족연동, 근육유동, 관절의 마비+혈허증(血虛證), 분홍색 혀, 흰색 설태, 약한 맥

(5) 신장

구 분	증 상
신양허 (腎陽虛)	요통, 추위를 싫어함, 사지한랭, 성기능장애, 자궁냉한, 불임, 새벽설사, 혹은 부종, 혀비대, 흰색 설태, 약한 맥
신음허 (腎陰虛)	요통, 불면증, 수면중 꿈이 많음, 유정, 조루+음허증(陰虛證). 붉은 혀, 구강 진액부족, 약하고 빠른맥
신정부족 (腎精不足)	하체무력, 정액부족, 폐경(閉經), 탈모, 건망증, 청각장애, 정신피폐, 분홍색 혀, 흰 설태, 약한 맥
신기불고 (腎氣不固)	요통, 청력감퇴, 빈뇨, 배뇨장애, 뇨실금, 활정(정액이 많이 누설하는 증상), 조루, 분홍색 혀, 흰설태, 약한 맥
신불납기 (腎不納氣)	기침천식, 자한(自汗), 요통, 분홍색 혀, 흰설태, 약한 맥

부록 2

기타 진단 응용

한의학적인 진단에서 최고 중요한 것은 음양(陰陽)이다. 음양이 포괄적이고 추상적인 개념이지만, 한의학의 근본적인 것이다. 간단하게 말한다면 양(陽)은 열(熱)과 힘을 의미하고, 음(陰)은 한(寒)과 체액(혈액, 수분 등)을 말한다. 현대 의학적으로 설명한다면, 양은 교감신경을 의미하고, 음은 부교감신경과 기타 각종 체내 물질들을 말한다. 이 두 가지는 상호 공존하고, 동시에 상호 견재하고 있다. 그래야 생명을 유지할 수 있고, 불균형은 질병이나 병증을 의미한다. 고대에는 모든 질병은 이 음양의 불균형으로 초래된 것으로 인식하였다. 음양을 다시 더 넓게 적용하여 장기별로 음양을 세분화 하였다.

고대로 진단을 위하여 사용한 방법을 문진(問診), 망진(望診), 문진(聞診), 촉진(觸診)이라 한다. 지금도 방법의 차이일뿐이지 대부분 이 방법을 고수하고 있다. 정확한 진단을 위해서는 네 가지 다 중요하지만, 망진을 특히 중요하게 생각한다.

망진은 전체에서 국소를 보기도 하고, 외형적인 자세에서 색이나 질까지 관찰한다. 피부나 조직 혹은 체내의 생성물질은 열, 체액, 색소 등에 의해 변색될 수 있다.

국소 망진시 자주 관찰하는 곳은 피부, 각막, 가래, 소변, 대변 등이다. 가래, 소변, 대변은 색깔뿐만 아니라 형질까지 중요한 근거가 된다. 수 천년의 경험을 거쳐 발견한 것들로 간과해서는 안 된다.

아래의 음양적인 혹은 국소적인 변화만 잘 인지하여도 신체의 변화를 인식할 수 있다.

1. 음양적인 체질

경락을 응용할 때에는 음양 감별편에 나오는 네 가지 체질로 구분해서 시술해야 한다. 그리고 각 장기별로 네 가지 증상으로 더 세분화한다. 각 장기의 증상에 있어 특징이 있다. 간단하게 예를 들면, 폐의 질환에는 기침, 가래, 호흡에 이상이 있고, 심장은 순환과 심박동수에 이상이 있고, 간은 소화, 피로 등의 증상이 있고, 신장에는 소변에 이상 있고, 부종이 잘 생긴다.

상기의 네 가지 유형에 각 장기의 특성을 결합해서 진단한다면 대부분 맞을 것으로 생각한다. 예를 들면 기침을 하면서, 끈적이는 가래가 소량 있고, 오후에 발열감, 도한, 토끼변이 있다면 폐음허(肺陰虛) 증상이다.

기와 혈은 음양의 범주에 해당되는데, 기는 양이고, 혈은 음이다. 양허의 전조증상이 기허이고, 음허의 전조증상이 혈허에 해당된다.

2. 간단한 진단법

(1) 혀 관찰

① 색깔

ㄱ. **붉은색:** 열이 있는 것을 의미한다.

ㄴ. **검붉은 색:** 열이 있거나 고지질혈증이 있어 순환이 안되는 증상이다.

ㄷ. **옅은 분홍색:** 적혈구가 부족한 빈혈증상이다.

ㄹ. **청색:** 심장병이나 폐병으로 인해 산소가 부족한 증상이거나 혹은 한사(寒邪)가 많아 순환이 극도로 안되는 상태이다.

② 색과 구강수분

ㄱ. **홍(紅), 습(濕):** 열이 있지만 오래되지 않았거나 고열이 아니다.

ㄴ. **홍(紅), 건조:** 발열기간이 오래되었거나 고열을 의미한다.

ㄷ. **옅은 분홍색, 습:** 양기 허약으로 음(陰)이 상대적으로 많은 것을 의미한다.

ㄹ. **옅은 분홍색, 건조:** 음양이 부족한 증상으로 빈혈에 해당된다.

③ 설태(舌苔) 관찰

설태는 혀의 상층에 있는 물질을 말하는데, 색과 상태에 따라 증상을 예측할 수 있다. 정상은 얇으며 흰색을 띤다. 관찰시 특히 주의 해야 하는 것은 음식물로 인한 염색된 것이다. 주요하게 관찰하는 것은 색, 두께, 수분의 상태이다. 같은 색이라도 혀에 수분이 많으면 습(濕)이 많은 것을 의미한다.

ㄱ. **얇은 백태(白苔):** 일반적으로 정상이다.

ㄴ. **얇은 황태(黃苔):** 습(濕)과 미열이 있는 상태이다.

ㄷ. **두꺼운 백태:** 양기가 부족하고 습(濕)이 있는 상태거나 한습(寒濕)이 있는 상태이다.

ㄹ. **두꺼운 황태:** 습(濕)과 고열이 있는 상태이다.

ㅁ. **중간이 떨어져 나간 설태:** 음액(陰液)이 부족한 상태이다.

ㅂ. **검은 설태:** 위험한 상태이다. 양기가 다 떨어졌거나 순환이 안되는 상태이다.

(2) 맥박 관찰

맥은 요골동맥부위를 관찰한다. 맥은 뛰는 강도, 속도, 규칙성을 체크한다. 정상적인 맥박의 횟수는 1분당 60~100회이고, 1분의 평균은 75±5회 정도이다. 맥박은 심신상태, 자연적인 환경에 따라 달리질수 있기 때문에 안정된 상태에서 체크해야 한다. 맥의 강도는 동맥경화나 혈압의 상태를 의미한다.

① **빠른 맥:** 평소보다 빠르다는 것은 임상적으로 많은 것을 의미하지만, 다른

질병이 없는 상태에서는 심리적이거나 열, 빈혈로 인한 것이 많다.

② **늦은 맥:** 갑자기 맥박이 늦어지는 것은 좋은 증상이 아니므로 정밀검사가 필요하다.

③ **불규칙적인 맥:** 맥박간의 강도, 시간 상의 규칙을 의미하는데, 불규칙적이면 부정맥이라 하고, 불규칙이 많으면 많을수록 위험한 상태이다.

④ **약한 맥:** 평소 약한 맥은 저혈압과 빈혈초반일 가능성이 많다. 한의학적으로 말한다면 기허(氣虛)와 혈허(血虛)에 해당된다. 그러나 빈혈이 어느 정도 진전되면 박동수가 빨라지고, 힘은 있는 듯하지만 속은 비어있는 듯한 느낌이다.

⑤ **강한 맥:** 갑자기 맥이 강해지는 것은 혈압의 상승을 의미한다. 혈압은 온도, 심리, 약물, 신체의 상태(운동) 등으로 영향을 미치므로 주의깊게 관찰해야 한다.

⑥ **딱딱한 맥:** 타인과 비교시 상대적으로 힘이 있고, 딱딱한 느낌이 있으면 고혈압이나 동맥경화로 인한 것이 많다.

(3) 안색 관찰

얼굴색은 실내온도, 심리, 계절, 신체의 상태(음주, 피로, 화장, 운동여부)에 따라 약간 변할수 있으므로 감안하여 관찰해야 하고, 관찰시 태양광선 아래서 관찰하는 것이 최고 적합하다. 야간이나 형광등 아래 관찰하면 착오가 있을수 있다.

① **붉은색:** 고열, 고혈압, 장기간 음주자에게 많이 나타난다.

② **흰색:** 빈혈초기, 소모성 질환자(암, 결핵 등)에게 많이 나타난다. 빈혈이 심한 자는 관골부위가 붉어질수 있고, 심박동수가 빨라진다. 피부의 색소부족으로 인한 백반증과는 구별한다.

③ **검은색:** 간, 신장의 병변이 있을 가능성이 많다. 태양광선을 많이 쬐어서 탄 피부와는 구분한다.

④ **청색:** 순환장애가 있는 심장병, 폐병의 가능성이 높고,또한 독극물에 중독되었을 가능성도 있다.

⑤ **황색:** 안구와 같이 황색을 띤다면 황달일 가능성이 높다. 그러나 멜라린 색

소가 많은 음식을 장기간 섭취한 자에게 발생할 수도 있으므로 주의가 필요하다.

(4) 가래 관찰

가래는 기관지와 폐에서 나오는 방어성 물질이다. 그 색을 보고 생태를 알수 있는데, 감기나 폐렴 등의 병증으로 인한 것인지 구분해야 한다. 또한 직업이나 환경적인 문제로 인한 일시적인 것인지도 알아야 오진을 줄일 수 있다.

① **백색**: 호흡기 감염이 있는 상태이면 열이 심하지 않은 상태이고, 평소에 백색 가래가 있으면 폐의 양기부족이나 음성(陰盛)으로 인한 것이다.

② **황색**: 호흡기 감염이 있는 상태이면 열이 심한 상태이고, 평소에 황색 가래가 있으면 폐의 양성(陽盛)이나 음허(陰虛)로 인한 것이다.

③ **청색**: 일반적으로 화농성 폐렴 환자에게 많이 나타난다.

④ **홍색**: 단순히 붉은 가래는 없고 혈액에 혼합되어 나타나는 것이다.

⑤ **소량 끈적이는 가래**: 호흡기 감염이 있는 상태이면 열로 인해 음액(陰液)이 부족한 상태이고, 평소에 이런 가래가 있으면 폐의 음(陰)이 부족한 상태이다.

(5) 대변 관찰

대변을 관찰할 시에는 색, 질, 횟수를 관찰한다. 일반적으로 1~2일 1회를 정상으로 하나 특수한 고통이나 증상이 없으면 2~3일에 1회도 정상으로 인정한다. 정상적인 색은 옅은 황색이고, 일정의 형태를 이루어야 정상으로 본다.

① **회백색**: 회색 대변은 담즙분비가 비정상인 환자이다. 간암, 췌장암, 담결석, 담낭암 등으로 인해서 담즙이 분비 안 되어 소화불량으로 인한 것이다.

② **녹색**: 양의학에서는 섭취한 음식물과 유관하다고 보고, 엽록소가 많은 음식이나 철분 함유량이 많은 음식물을 섭취하면 녹색의 대변을 배설한다고 한다. 한의학에서는 경기(驚氣)로 인해 발생하는 것으로 본다.

③ **흑색**: 흑색은 두 가지가 있는데 검으면서 형태가 있는 것이 있고, 검으면서 순두부 같은 형태의 대변이 있다. 흑변은 식도, 위장의 출혈로 인한 것도 있

지만, 철분을 대량으로 섭취하여 발생한 것도 있다. 순수한 혈액(식도, 위장 출혈)으로 이루진 대변은 순두부 같은 배변을 배설한다. 황흑색이 혼합되어 있다면 출혈량이 상대적으로 많지 않는 것이다.

④ **붉은색:** 흑색과 마찬가지로 출혈로 인한 것인데, 출혈부위가 다르다. 십이지장 상부에서 출혈하면 위산으로 인해 흑색을 띠고, 그 이하에서는 붉은색을 띤다. 소장의 출혈은 그리 많고 않고, 또한 항문에 가까울수록 붉은 색을 띤다.

⑤ **백색:** 어린아이에게 많이 발생하는데, 소화기능이 발달하지 않아 발생하는 경우가 대부분이고, 대변에 지방 성분이 많이 들어있다.

⑥ **설사:** 설사의 원인은 무수히 많고, 일반적으로 급성설사와 만성 설사로 구분한다.

급성 설사는 대장간균 등으로 인한 장염이 많은데, 복통, 설사, 구토, 발열감 등의 증상이 있고, 독성 물질을 섭취하여 발생한 식중독은 위, 장관의 증상을 동반한다. 그 외 찬 음식을 많이 먹어서 오는 설사나 소화불량으로 인한 설사도 있다.

설사가 2개월 이상 지속될 때에는 만성 설사라 하는데, 그 이유는 많다. 세균감염으로 인한 것이 있고, 궤양성 대장염, 면역계 이상으로 인한 크론병(crohn disease), 뇨독증성, 대장암, 소장암, 소장흡수장애, 췌장염, 췌장암, 갑상선 기능항진, 부신기능장애, 약물성(항생제, 고혈압약) 등으로 인한 것들이 있다.

⑦ **토끼변:** 일반적으로 대변은 형태를 이루어야 정상인데, 그중에서 토끼변같은 것은 한의학에서 음허(陰虛)로 인한 것으로 본다. 장기간 음액이 부족하여 상대적으로 양기가 많으면 대변의 수분이 부족하여 대변이 건조하게 된다. 대변 전체가 건조하면 고열로 인한 것이지만, 토끼변은 음허증의 특징이다.

⑧ **냄새:** 대변은 섭취한 음식물이 소화된 후 항문으로 배출되는 것이다. 그 음식물에 많은 영양소가 들어있고, 소화시키는 소화효소가 다르고, 그 소화효소가 부족하면 흡수하지 못하고 배출되는데, 이때 세균들에 의해 분해되기 때문에 이상한 냄새가 나는 것이다. 또한 위장관에 염증이나 암 등이 있을 때는 그 병변부위에서 혈액, 세균, 고름 등을 배출하기 때문에 특수한 냄새를 풍길

수 있다. 일반적으로 대변의 냄새는 초식보다는 육식시 냄새가 심하다. 특이한 냄새가 지속되면 직장암이나 감염을 의심해 볼 필요가 있다. 신맛이나 썩은 냄새가 심하면 식중독으로 인해 단백질이 세균으로 분해되기 때문에 냄새가 심하거나 소화불량, 췌장의 효소분비 부족으로 인한 경우가 많다. 비린내가 나는 것은 세균성 이질로 인한 것이 많다.

(6) 소변관찰

소변은 대사하고 남은 배설물질을 배출시키는 것이다. 소변으로도 많은 병변을 진단할수 있는 근거가 된다. 또한 소변은 체온, 체내 수분량과 밀접한 관계가 있고, 자동으로 조절된다. 소변을 관찰할 시에는 색, 질, 횟수를 관찰한다. 정상적인 색깔은 옅은 황색이고, 1일 배출량은 1000~2000ml이고, 횟수는 낮에는 3~6회/일, 밤에는 1-2회 정도이다.

① **황갈색:** 황색은 과도한 운동, 사우나 등으로 인한 경우도 있다. 그러나 장기간 지속되고 배뇨통이 동반되면 병리성일 수 있다. 황갈색을 띠는 것은 소변에 혈액이 포함된 것이고, 배뇨통이 있으면 방광염, 비뇨기 결석, 신장결핵, 신염, 비뇨기 암 등으로 인한 것일 수 있다. 검은 갈색을 띠면 급성 황달형 간염이나 담도폐쇄로 인한 것이 많다.

② **맑은 색:** 소변량은 에너지 대사량과 밀접한 관계가 있다. 특히 겨울에 추운 곳에 많이 노출되어 있으면 에너지 대사량이 많아 맑은 소변을 배설한다.

③ **붉은 색:** 소변에 혈액 농도가 높아서 붉은 색을 띠는 것으로 급성신염, 비뇨기 결석, 결핵, 암 등으로 인해 급성 출혈을 한 것이다.

④ **흰색:** 우유처럼 흰 것을 의미하고, Filariasis의 감염으로 인해 유미뇨(chyluria)가 발생하기도 하고, 혹은 비뇨기 감염으로 인해 고름이 소변으로 배출되어 희면서 혼탁한 형상을 띠기도 한다.

⑤ **혼탁:** 소변 안에는 많은 미량원소, 전립선액, 정액 등이 들어있을 가능성이 있다. 혼탁함이 장기간 지속된다면 병증에 해당될 가능성이 있기 때문에 검사가 필요하다.

⑥ **횟수 및 양:** 소변 횟수와 양은 수분섭취량, 온도, 심리 등과 밀접한 관계가 있다. 물이나 음료, 혹은 수분 함유량이 많은 수박 등을 대량으로 섭취시, 겨울, 긴장했을 시 횟수와 양이 증가할수 있다. 그러나 상기의 내용에 해당되지 않는데, 장기간 지속되다면 병변일 가능성이 높다. 요도(尿道) 자극증상이 없으면서 횟수와 양이 증가하는 병증은 당뇨병, 뇨붕증(尿崩證: diabetes insipindus)이 있다. 그중 뇨붕증은 뇌하수체 후엽에서 생성되는 항이뇨 호르몬(이뇨를 억제시키는 호르몬)의 부족으로 인한 것이다. 그 외 요도 자극증상(빈뇨, 배뇨통, 배뇨급박)이 있으면서 소변량이 증가하는 병증은 급성 방광염, 결핵성 방광염, 전립선염, 뇨도염, 신우신염, 질염 등이 있다. 그리고 방광의 공간 감소로 인한 것이 있는데, 임신, 방광암, 방광의 거대한 결석 등으로 발생하는 것이다.

* 참고문헌 *

1. 중의학기초, 상해 과학기술 출판사
2. 중의학진단, 상해 과학기술 출판사
3. 침구치료학, 상해 과학기술 출판사
4. 침구경혈학, 상해 과학기술 출판사
5. 침구수혈채색도보, 중국중의약 출판사
6. 중의학 박사가 쓴 난치병 치료법, 한올 출판사
7. 웰빙 한방차, 한올 출판사
8. 중의학 박사가 쓴 임상한방차, 한올 출판사
9. 인체해부학, 현문사
10. 당대중국명의 침방침술집성, 길림 과학기술 출판사
11. 중국명중의 양갑삼임증논치, 흑룡강 과학기술 출판사
12. 황제내경소문성역, 상해 과학 기술 출판사
13. 황제내경영추성역, 상해 과학 기술 출판사
14. 난경(難經)
15. 맥경(脈經)

저자약력

김 용 현

- 북경중의약대학 학사 졸업
- 북경중의약대학 석사 졸업
- 북경중의약대학 박사 졸업
- 전) 대구대학교 재활과학대학 외래교수
- 전) 대구한의대 스포츠의학과 외래교수
- 전) 대구보건대학 물리치료과 외래교수
- 전) 김천과학대학교 간호학과 외래교수
- 전) 아시아 대학교 한약 자원학과 외래교수
- 전) 미국 사이스베이 한의대 한국 분교 외래교수
- 현) 대구한의대 평생교육원 한방차, 경락관리사, 한방식품 전담 객원교수

◎ 저서

- 중의학박사가 쓴 난치병 치료법, 한올 출판사
- 웰빙 한방차, 한올 출판사
- 중의학박사가 쓴 임상한방차, 한올 출판사
- 한방건강식품, 한올출판사

임상경락학

2012년 3월 15일 초판1쇄 인쇄
2012년 3월 20일 초판1쇄 발행

저　자　김 용 현
펴낸이　임 순 재
펴낸곳　**한올출판사**

저자와의 협의하에 인지생략

등록 제11-403호
121-849
주　　소　서울시 마포구 성산동 133-3 한올빌딩 3층
전　　화　(02)376-4298(대표)
팩　　스　(02)302-8073
홈페이지　www.hanol.co.kr
e-메 일　hanol@hanol.co.kr
정　　가　15,000원

□ 이 책의 내용은 저작권법의 보호를 받고 있습니다.
□ 잘못 만들어진 책은 본사나 구입하신 서점에서 바꾸어 드립니다.

□ ISBN 978-89-94948-63-8